イヤな気持ちは3秒で消せる！

㈱サンリ 代表取締役社長
西田一見

現代書林

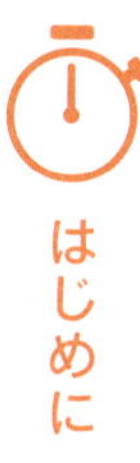

はじめに

イライラすることが、ある。

不安になることが、ある。

落ち込むことが、ある。


人は、さまざまな出来事を通じてイヤな気持ちになります。職場の同僚から理不尽なことを言われて深く傷つくこともあれば、通勤電車の中で足を踏まれてムカッとすることもあります。大小さまざまな出来事をきっかけに、私たちはイヤな気持ちになっています。中には、そんなイヤな気持ちに振り回されている自分自身に、自己嫌悪の念を抱いている人もいるでしょう。

あなたは日々生じるイヤな気持ちに、どれくらい上手に対処できているでしょうか？

10～11ページに「イヤな気持ち対処診断」を掲載していますので、まずは現状レベルをチェックしてみてください。


ただ、その一方で、ごく少数ではあるものの、**イヤな気持ちにまったく振り回されない人た**

ちも存在します。他の人から見れば「相当イヤな出来事のはずなのに……なんで傷ついたり、腹が立ったりしないんだろう？」という不思議（!?）な人たちです。

彼らは天然なわけでも、鈍感なわけでもありません（笑）。不思議なことは何もありません。**実は、彼らは「イヤな気持ちを一瞬で消し去る方法」を知っているのです。**メンタルトレーナー、目標達成ナビゲーターとして活動している私には、そのことがよくわかります。彼らは、正しい方法できちんと対処しているのです。

しかも、その方法が特殊で難しいものかと言えば、まったくそうではありません。みなさんが「えっ、そんなに簡単なことでOKなの？」と思うくらい簡単です。タイトルに偽りなし。本当に誰もがたった**「3秒」**でできてしまうのです。

この方法を知っているかいないかで、人生はまったく違うものになります。

なぜならば、イヤな気持ちになり、感情むき出しの言葉を吐いたり、感情むき出しの態度を取ると、イヤな気持ちが増幅することが脳科学的に明らかになっているからです。しかも、そのイヤな気持ちは雰囲気として周囲に伝わり、周りを同じ気持ちにさせてしまいます。**それを**

避けたくて、周りの人はイヤな気持ちを言葉や態度に出す人とできるだけ距離を取ろうとするのです。

そんな毎日をいつまでも続けますか？
それとも、今日からそんな毎日とサヨナラしますか？

私たち1人1人の人生の目的は、もっと高いところにあるはずです。周りの人たちを幸せにして自分自身も幸せになり、お互いにもっと笑い合って生きるべきです。あなたの可能性は、はるか先まで大きく広がっています。

けれども、そのはるか手前で、日々のイヤな気持ちがあなたの行く手を遮っているのだとしたら、これほどもったいないことはありません。

方法は、本当に、本当に簡単です。
あとは、あなたが実際に続けるかどうか……それだけです。
この本をきっかけに、1人でも多くの人が「イヤな気持ちに振り回されない毎日」を過ごし、周りの人たちと自分の幸せのために生きられるようになることを心から願っています。

イヤな気持ちは3秒で消せる！ 目次

第1章 イヤな気持ちに振り回される人 何があっても気にならない人

THE THREE-SECOND RULE TO ELIMINATE YOUR NEGATIVE FEELINGS

第2章

イヤな気持ちを消すカギを握る イメージ・言葉・動作の力

第章

第3章 イヤな気持ちを3秒で消す「3秒ルール」のつくり方

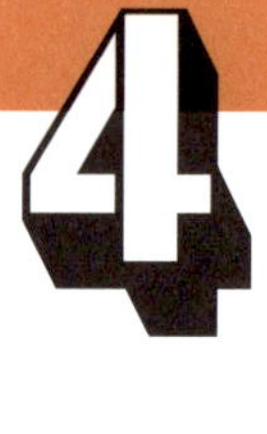

第4章

イヤな気持ちを近寄らせない「3秒習慣」のすすめ

本書をお読みになる前に

まずは自己診断してみましょう！

そして、「3秒でイヤな気持ちを消す方法」を続けた後（1ヵ月後など）に、もう1度自己診断してみてください。

あなたの対処レベルが劇的にアップしていることに驚くはずです。

●採点方法

・奇数の項目は、「よくある」＝0点、「たまにある」＝1点、「あまりない」＝2点、「全然ない」＝3点。

・偶数の項目は、「よくある」＝3点、「たまにある」＝2点、「あまりない」＝1点、「全然ない」＝0点。

10項目すべての点数を合計して、あなたのメンタルレベルを計算します。最高点は30点です。この点数が高ければ高いほど、あなたはイヤな気持ちに上手に対処できていると判断できます。

イヤな気持ち対処診断

1	過去の悪い記憶を引きずってしまう	よくある（0点）	たまにある（1点）	あまりない（2点）	全然ない（3点）
2	生活を楽しむように考えている	よくある（3点）	たまにある（2点）	あまりない（1点）	全然ない（0点）
3	気持ちにムラが出やすい	よくある（0点）	たまにある（1点）	あまりない（2点）	全然ない（3点）
4	自分は運が良い人間だと思う	よくある（3点）	たまにある（2点）	あまりない（1点）	全然ない（0点）
5	気がつくと弱音を吐いている	よくある（0点）	たまにある（1点）	あまりない（2点）	全然ない（3点）
6	自分の力を信じている	よくある（3点）	たまにある（2点）	あまりない（1点）	全然ない（0点）
7	環境に左右されやすいと思う	よくある（0点）	たまにある（1点）	あまりない（2点）	全然ない（3点）
8	自分はメンタルタフネスだと思う	よくある（3点）	たまにある（2点）	あまりない（1点）	全然ない（0点）
9	仕事がつまらないと思うことがある	よくある（0点）	たまにある（1点）	あまりない（2点）	全然ない（3点）
10	一度決めたことは実現するまで頑張る	よくある（3点）	たまにある（2点）	あまりない（1点）	全然ない（0点）

点

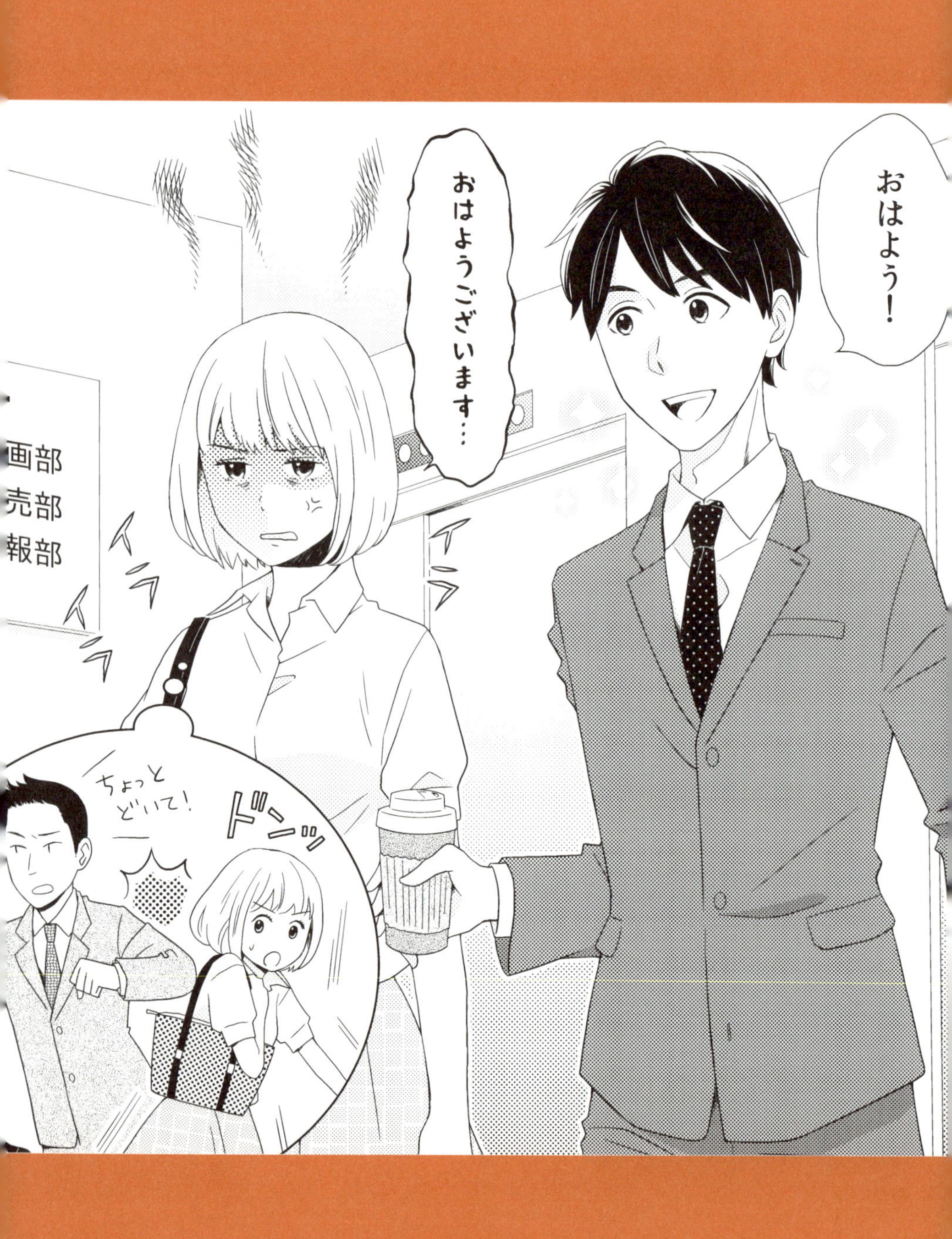

おはよう！
おはようございます…
イラ
イラ
イラ
ドンッ
ちょっとどいて！
画部
売部
報部

第1章

イヤな気持ちに振り回される人 何があっても気にならない人

あなたがイヤな気持ちになるかどうかを決めているのがいったい誰なのか、あなたは知っていますか？　びっくりするほど単純で、おバカで、愛らしいクセがある誰か。その答えがわかれば、あなたはイヤな気持ちを消す手がかりを得られます。

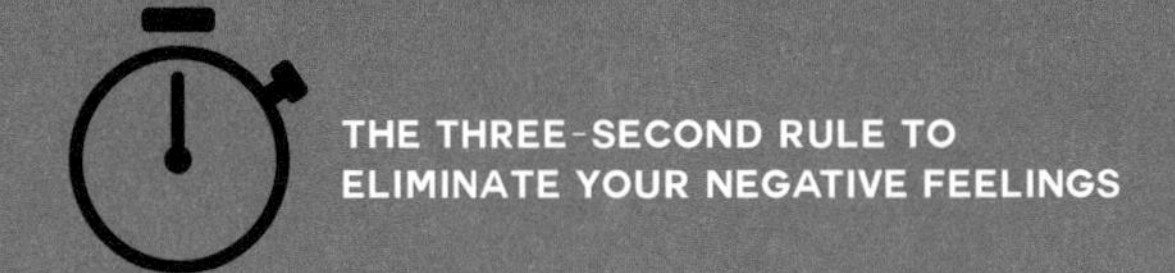

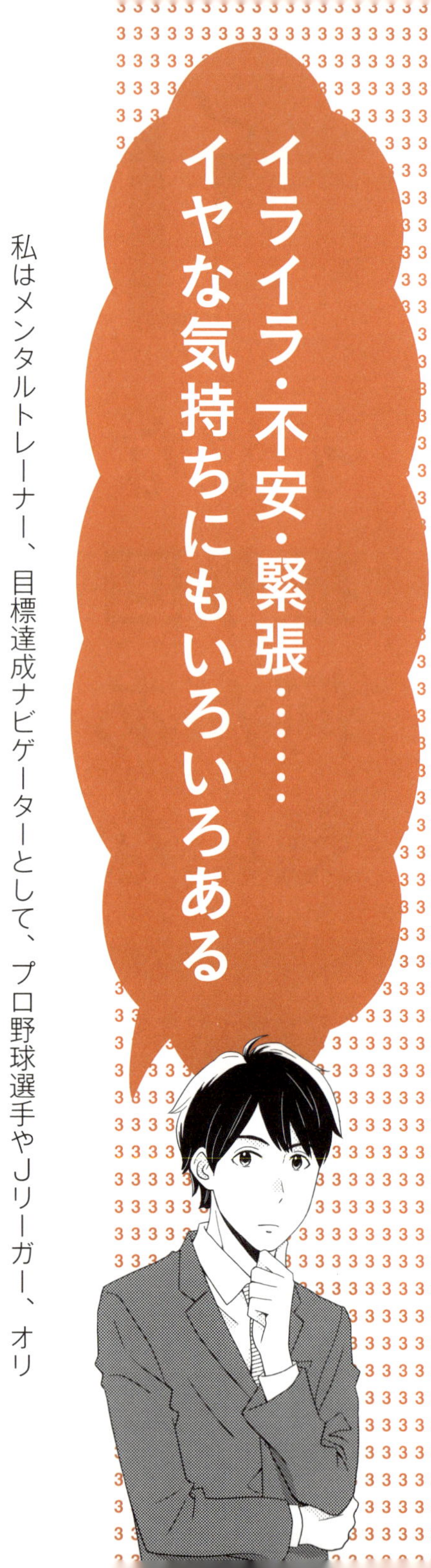

イライラ・不安・緊張……イヤな気持ちにもいろいろある

私はメンタルトレーナー、目標達成ナビゲーターとして、プロ野球選手やＪリーガー、オリンピック出場選手などのトップアスリート、企業の経営者や幹部社員などのビジネスパーソン、そして受験生などを指導させていただいています。また、全国の経営者団体、教育関係者のみなさまから依頼を受け、講演などもさせていただいています。

全国を飛び回る毎日なので、１ヵ月のうち、３分の２は出張をしています。そのため、よく飛行機や新幹線に乗ります。１人で飛行機や新幹線に乗る機会が多いのですが、隣に座るビジネスパーソンを見て、「残念だなあ」「かわいそうだなあ」と感じることがよくあります。

ほんの少しでもイヤな気持ちを感じたら、そのイヤな気持ちをどんどん大きくしてしまうのです。

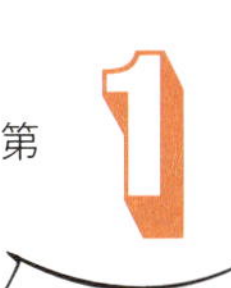

先日、新幹線の窓側にいた私の隣に座ってきた、ある男性の場合です。

その人は、出張帰りだったのでしょうか、大きめのバッグを持ちながら、途中駅から乗車してきました。乗車率は100%に近く、荷物棚が埋まっていたため、その大きめのバッグを上に置くことはできませんでした。荷物棚を見ながら、その男性はまず「チッ」と舌を鳴らしました。そして、やむなくバッグを足元に置き、窮屈そうに座りました。

男性は、出張報告をまとめる必要があったのかもしれません。バッグからノートパソコンを取り出しました。窓側の席にはコンセントがあるのですが、通路側にはありません。窓側の席に座る私のほうをうらやましそうにチラチラと見て、「ハア」とタメ息をつきました。そして、仕方なくWi-Fiなどを取り出し、パソコンをセットし、キーボードを打ちはじめました。

出張中、何かイヤなことでもあったのでしょうか、時折、男性は「まったく……」とか「冗談じゃないよ……」とつぶやきながら、乱暴にキーボードを叩き続けています。静かな車内でその音だけがバチバチと響いていました。

すると、トイレに行こうと思ったのでしょうか、隣の車両から親子がやって来ました。「ママ、あっち、あっち」という大きな声が後ろから聞こえてきました。すると、男性は瞬時にその方向を振り返りました。そして、親子をにらみつけました。その表情に圧倒されて、子どもは大きな声を出すのをやめました。男性は眉間にしわを寄せ、口をへの字に曲げながら、パソコンへの入力を再開しました——。

このような人を見かけるたびに、「何とかして、この人に『イヤな気持ち』を瞬時に消す方法を教えてあげたいなあ」と思うのです。

周りの人間とコミュニケーションを取るとき、何か新しいことを始めるとき、大事な場面がやって来たとき……そういったときはもちろんのこと、日常生活のふとした場面でも、人はイヤな気持ちになることがあります。

何だかイラッとする——それは誰にでもあることです。

満員の通勤電車で足を踏んづけられて、イラッとした。イラッとした気持ちが残ったまま会社に到着し、つい周りの人間に不機嫌な態度で接してしまった……。そんな経験はないでしょうか？

上の人間から「今月も頑張って目標を達成しよう」と言われれば言われるほど、「そんなの無理だよ」「そんなに頑張って何か意味あるの？」という思いが大きくなり、どんどんやる気がなくなってしまった……。そんな経験はありませんか？

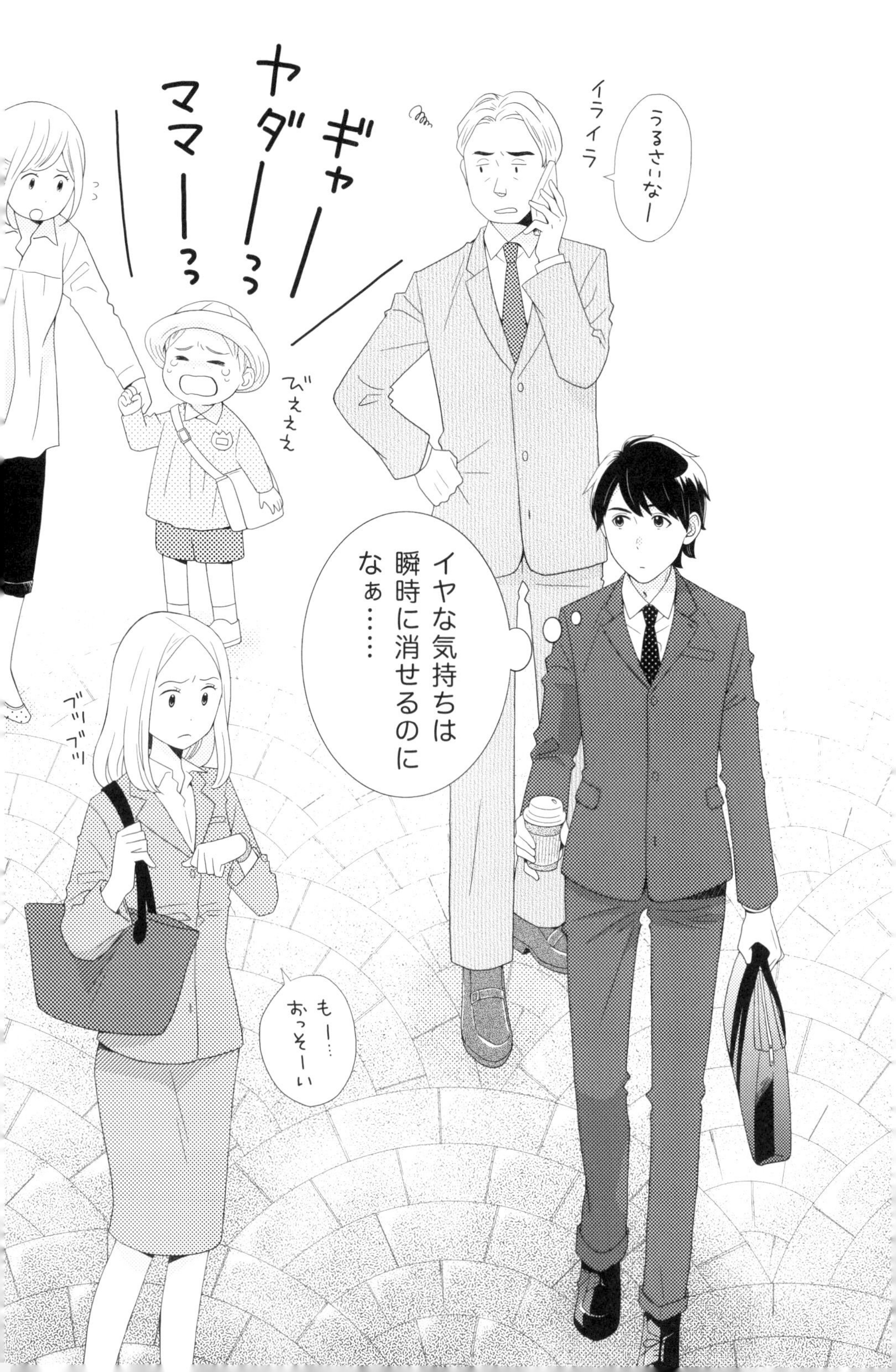
うるさいなー
イライラ
ギャー
ヤダーっっ
ママーっっ
びえええ
イヤな気持ちは
瞬時に消せるのに
なぁ……
ブツブツ
もー…
おっそーい

ＳＮＳで思い切って「今こういうことにチャレンジしています」と投稿したところ、友達から「まあ、せいぜい頑張って」と水を差すようなコメントが送られてきた。「そんなこと、わざわざ書いてくる必要あるかあ？」と思いながら、そのコメントのことばかり思い出してしまう……。そんな経験はないでしょうか？

イヤな気持ちは大きく3つに分けられます。

1つめは、**「イライラ、怒り、嫉み」**などの気持ちです。
イライラする。ムカムカする。カリカリする。「あの人は嫌いだ」と思う。「冗談じゃない」と思う。「こんなことやってられないよ」と思う。人の成功を見て「そうやって調子に乗っていればいい。そんなふうに笑ってられるのは今のうちだけだから」と毒づきたくなる……など、**普段よりも強く攻撃的な気持ちがわいているとき**です。

2つめは、**「緊張、不安、心配」**などの気持ちです。
緊張する。不安になる。心配になる。「この人は苦手だ」と思う。「この相手とは合わない」と思う。「無理だよ」と思う。「うまくいくわけないじゃん」と思う。「どうせ勝てないよ」と思う……など、**普段よりも失敗の予感が強くわいているとき**です。

3つめは、**「落ち込み、傷つき、ヘコみ」**などの気持ちです。

ヘコむ。傷つく。心が折れる。情けないと思う。カッコ悪いと思う。最悪だと思う。疲れる。ぐったりする。「なんで私だけ」と思う。ツイてないと思う。運が悪いと思う……など、**普段よりも気持ちがダウンしているとき**です。

では、あなたがイヤな気持ちになりやすいのは、どんなときですか？ そしてそのとき、あなたはどんなイヤな気持ちになっていますか？

ぜひ、イヤな気持ちになった場面について、あらためて思い出してみてください。

その気持ちになった後、あなたは心も体もぐったりと疲れてしまいませんか？

その気持ちになった後、自分自身を大事にできないあなたになっていたり、他人にやさしくなれないあなたになっていませんか？

そんなふうにイヤな気持ちは、ちょっと感じるだけでもあなたを振り回します。

さらに重要なことがあります。

もしかしたら気づいていないかもしれませんが、イヤな気持ちを口に出したり、表情に出したり、態度に出したり、誰かにぶつけてしまったりしてしまうと、周りの人間も消耗してしまうのです。

例えば、職場で1人がイライラしているとします。

そのイライラは、空気として職場全体に広がります。そして、職場の人たち全員のエネルギーを奪っていくのです。**イヤな気持ちは、もはや本人だけの問題ではない**のです。

あなたは、これからも自分、あるいは周りの誰かのイヤな気持ちに振り回され続けますか？

それとも、イヤな気持ちを消し去る方法を身につけて、使っていきたいですか？

イヤな気持ちは消すことができます。

しかも、たった3秒、いや慣れてしまえば3秒もかからずに、すべてのイヤな気持ちを誰でも消し去ることができるのです。

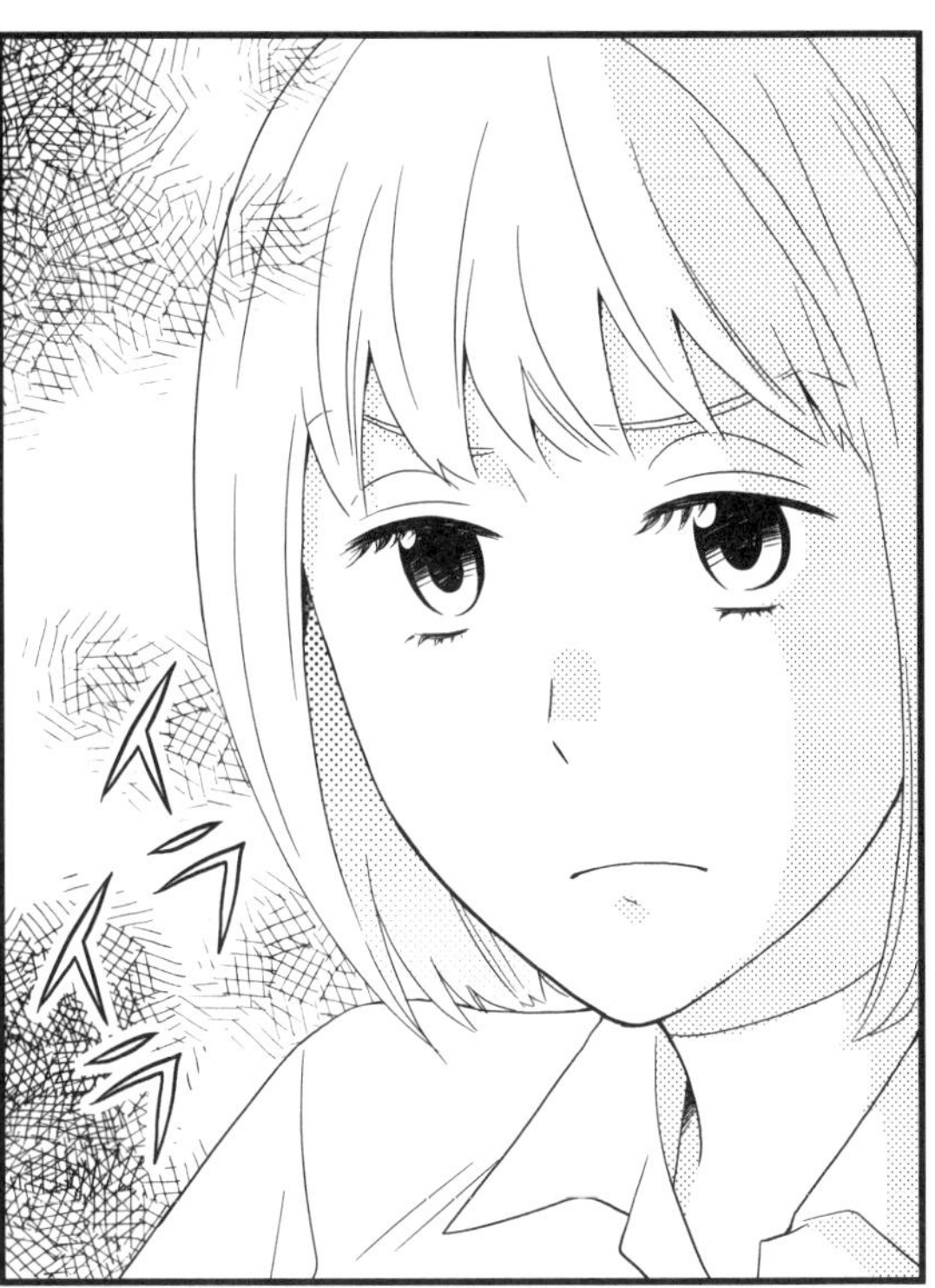
イライラ

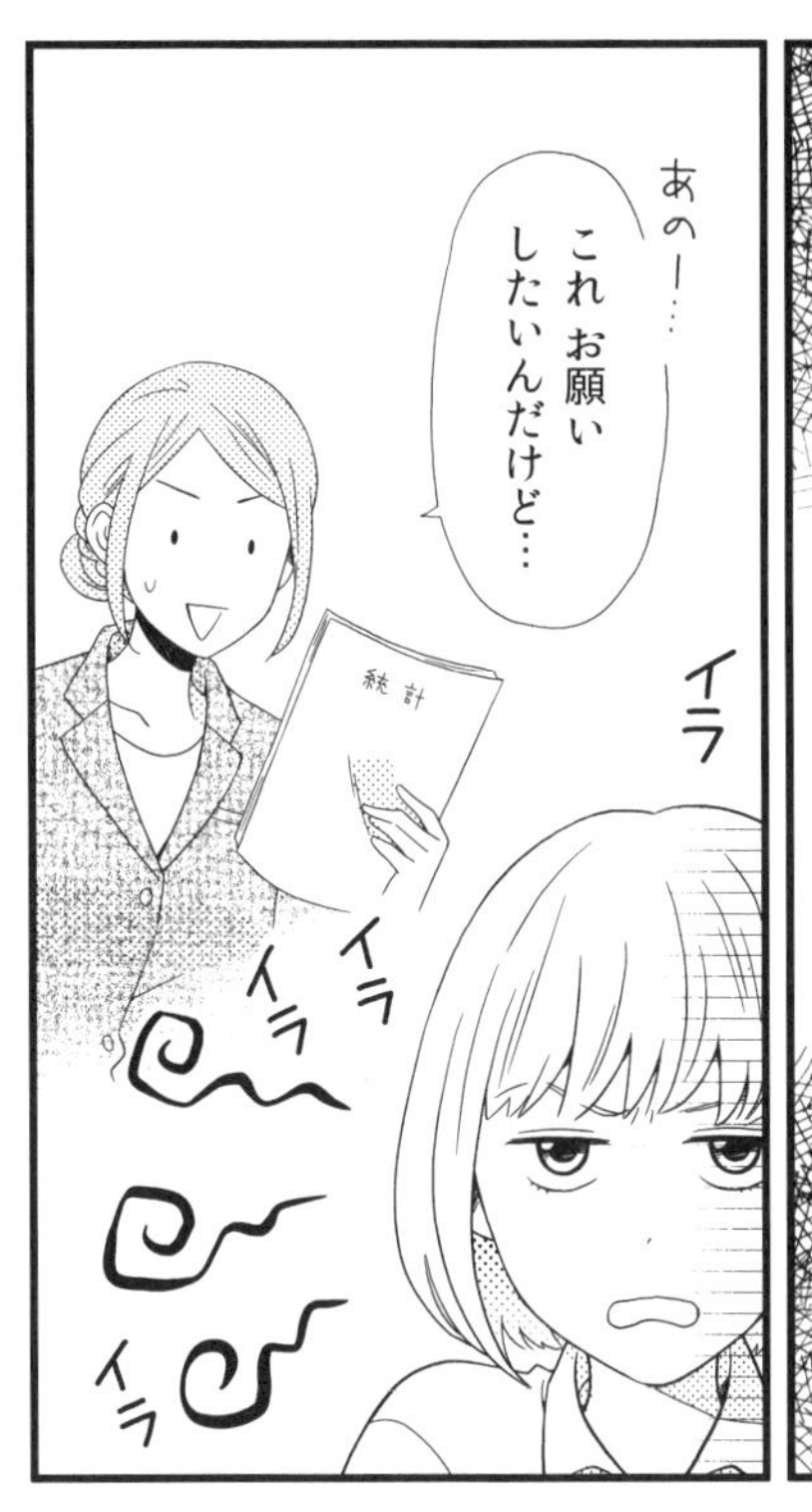
あの－…
これお願い
したいんだけど…
統計
イラ
イラ
イラ
イラ

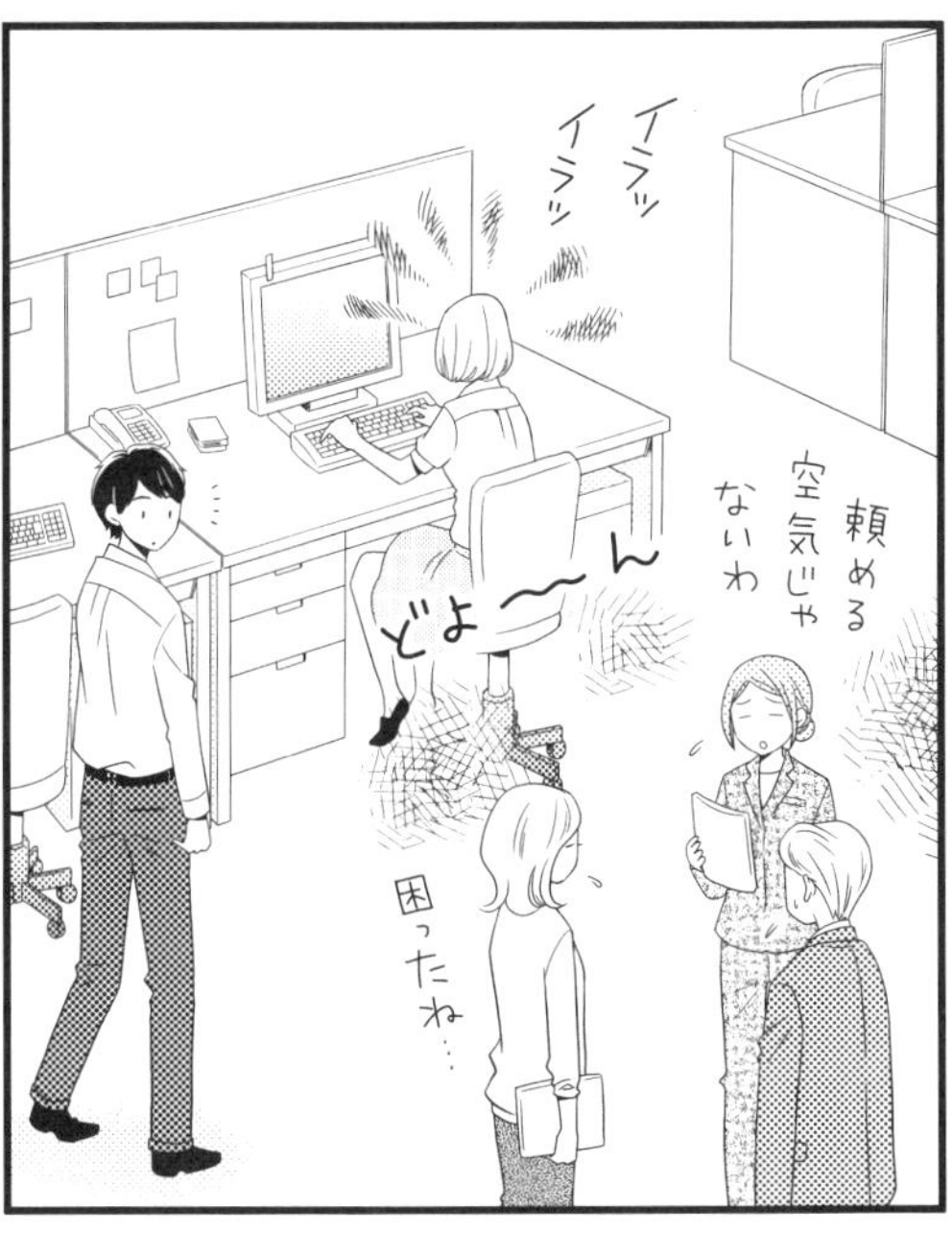
イラッ
イラッ
…
頼める
空気じゃ
ないわ
どよ～～ん
困ったね…

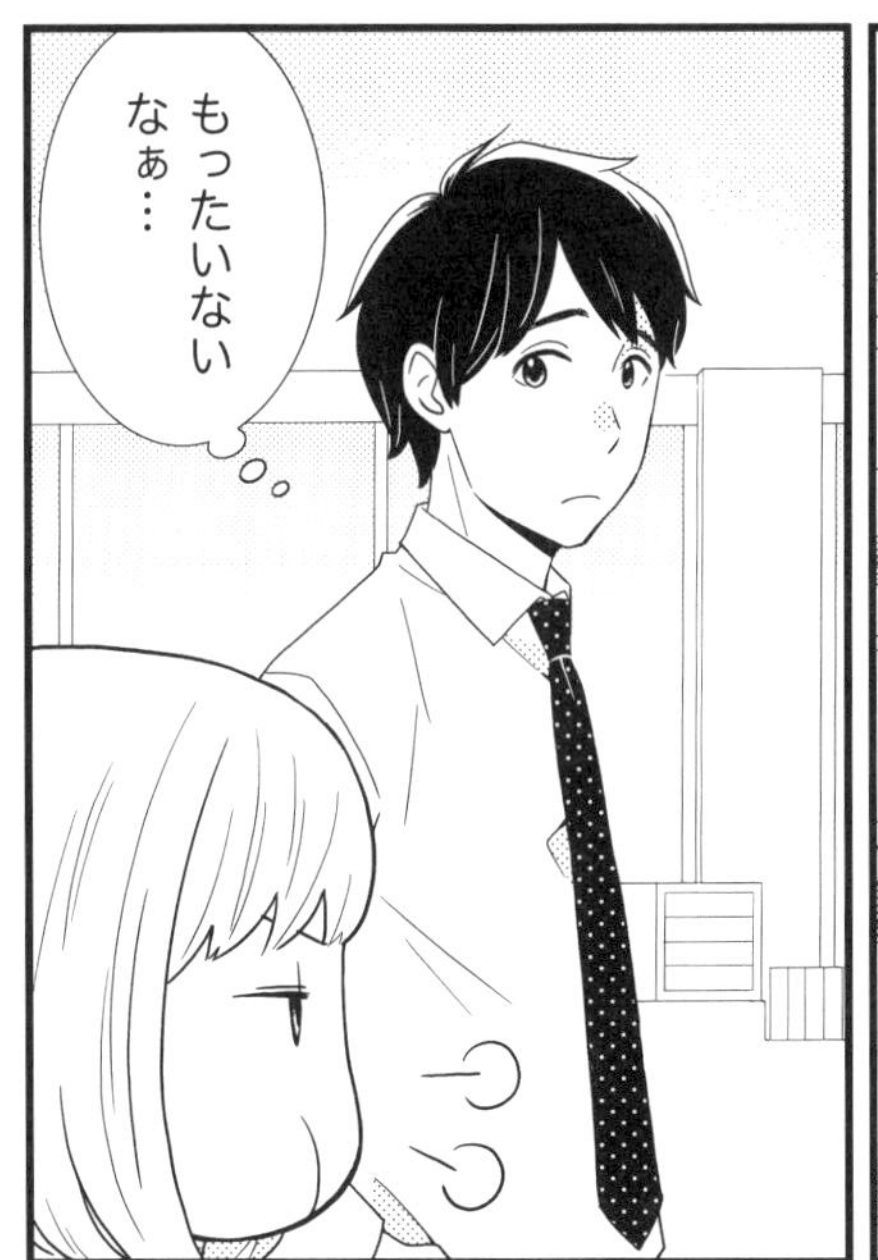
もったいない
なぁ…

イイ気持ちか、イヤな気持ちか、決めているのは「あなたの脳」

では、人はなぜイヤな気持ちになるのでしょうか?

それは「自分の身に何かイヤな出来事が起こったから(あるいは起こりそうだから)」です。

例えばあなたが、ある人からある場面で「頑張れよ」と言われたとします。

もしもあなたが「うれしいな。あの人に励まされたぞ」と思ったら、イイ出来事です。そして、あなたはイイ気持ちになります。

けれども、もしもあなたが「頑張っているこのタイミングでわざわざそんなイヤミを言う必要ないのに……」と感じたとしたら、それはイヤな出来事ですよね。そして、あなたはイヤな気持ちになります。

企画書の作成を頼まれた場合も、同様です。「任されたんだから、何としても頑張ろう」と思えればイイ出来事ですし、「面倒だな」「うまくつくれなかったらどうしよう」と思ったらイヤな出来事です。

では、ある出来事を、イイ出来事かイヤな出来事か〝判断〟しているのは、いったい誰なのでしょうか？

それは、**あなたの頭の中、つまり脳**です。

イヤな気持ちを消す方法。そのすべてのカギを握っているのは、判断役である、あなたの脳なのです。

ですから、人間の脳の構造やクセについて、ここで少し学んでほしいのです。

そして、脳がイイ出来事とイヤな出来事を判断する方法を理解した上で、イヤな気持ちを消す**「3秒ルール」**を体得してもらいたいのです。

「脳」という言葉を聞くと、とても複雑で難しいものだと思う人も多いでしょう。

たしかに、人間の脳は、素晴らしい役割を果たしています。

あなたの生命活動のすべてに関わる指令を、脳が発しています。あなたがどんな情報を取り込むかを決めているのもあなたの脳ですし、取り込んだ膨大な量の情報を整理して保存しているのも脳です。

コンピュータに例えるならば、脳はコンピュータのOSのような役目を果たしています。


けれども、複雑で素晴らしい機能である一方、**びっくりするほど単純で、おバカで、愛らしいクセが、脳にはある**のです。

そういった脳のクセを理解しようとせずに、自分の脳と、偏った一面的な付き合い方をしている人がたくさんいます。

自分自身の脳と上手に付き合えるようになれば、イヤな気持ちに振り回されることはなくなります。そこで、まずは人間の脳について知る必要があるのです。

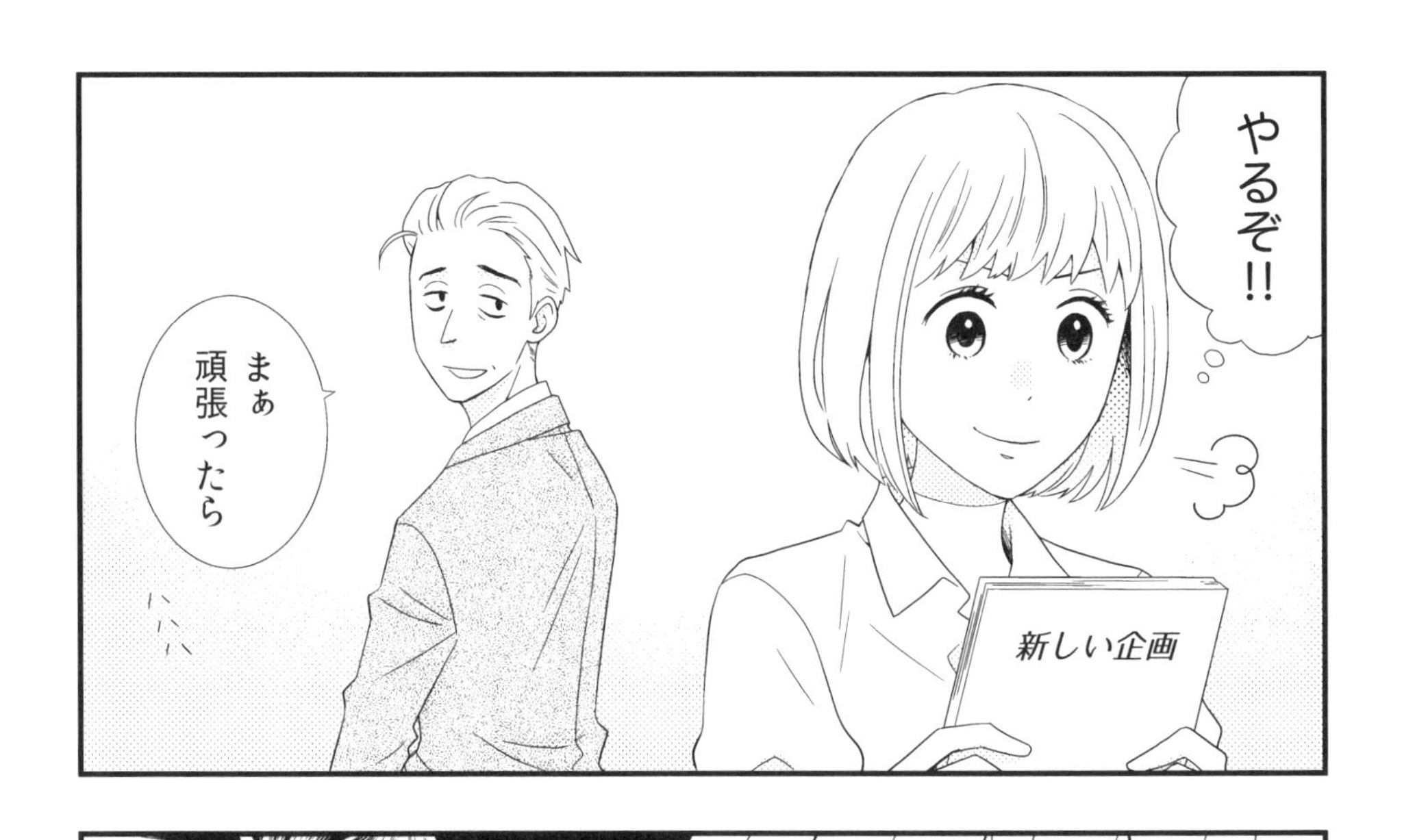
やるぞ!!
まぁ
頑張ったら
新しい企画

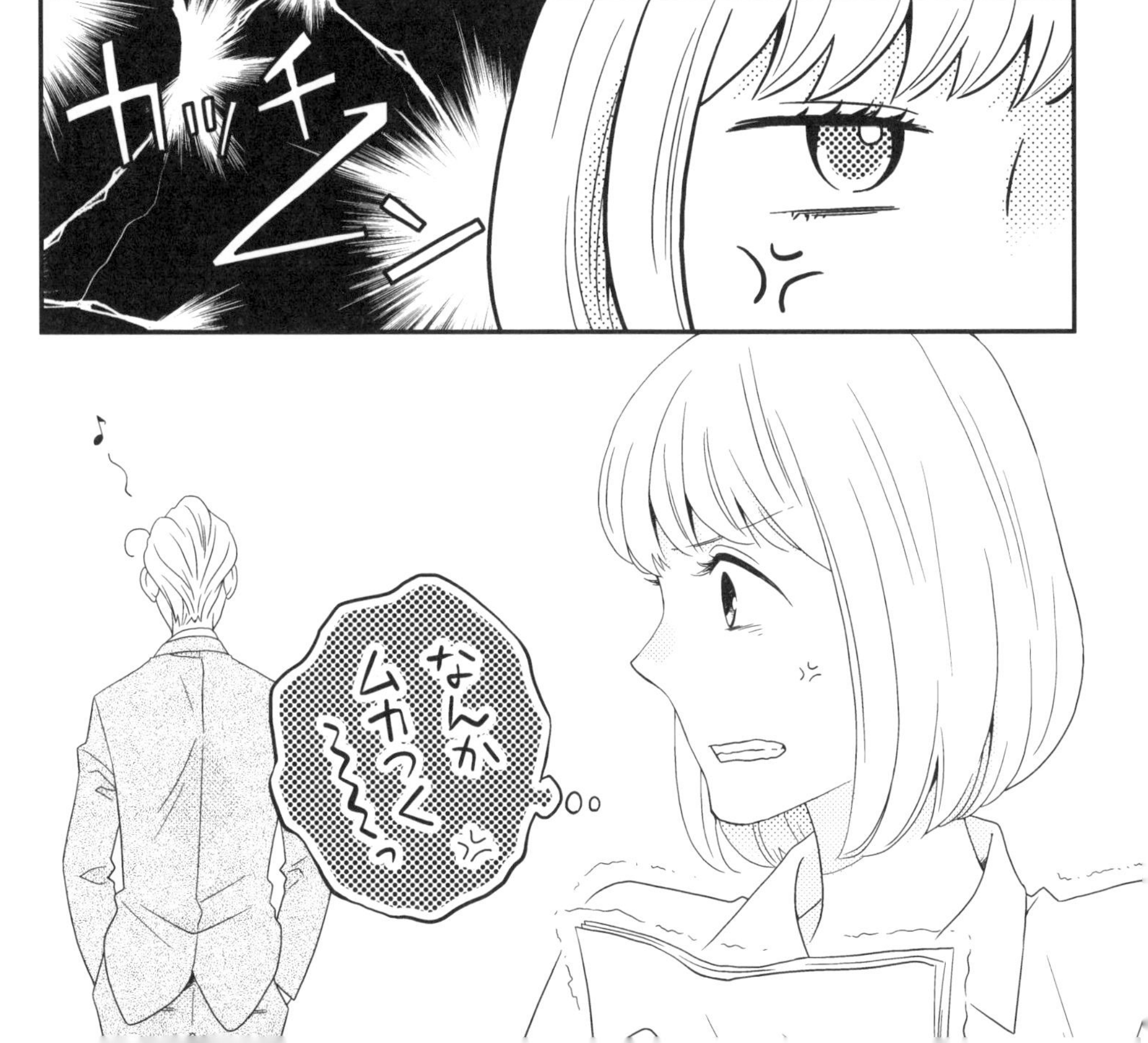
カッチン
なんかムカつく～っ

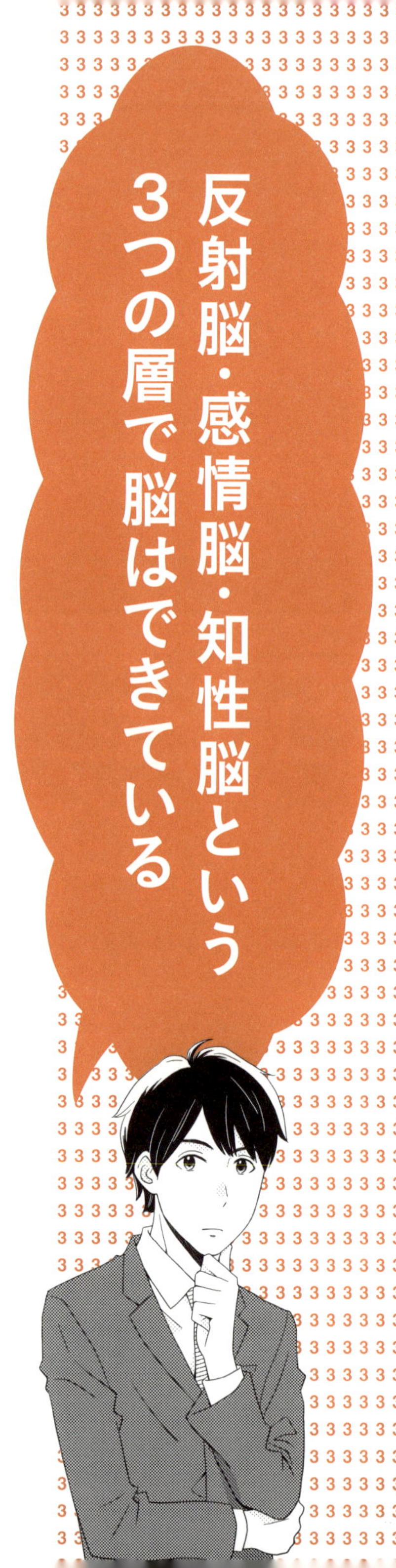

反射脳・感情脳・知性脳という3つの層で脳はできている

28ページの図を見るとわかるように、脳というのは、「脳幹」→「大脳辺縁系」→「大脳新皮質」の3層構造になっています。

脳幹 —— 生命活動を調節している「反射脳」

脳のいちばん奥には、脳幹があります。ここでは、血液循環や呼吸、体温、消化など、もっとも基本的な生命活動を調節しています。

魚にも脳幹と同じような脳が見られますから、進化の過程における、もっとも原始的な脳と言えます。

私たちは、脳幹のことをわかりやすく**「反射脳」**と呼んでいます。

大脳辺縁系――イヤな気持ちを消すカギを握っている「感情脳」

脳幹の周りを、大脳辺縁系が覆っています。水中から陸上に上がり、激しい生存競争を生き抜くために、この脳が発達したと考えられています。

次に説明する大脳新皮質が、その後に大きく発達して周辺に押しやられた形になっているため、「辺縁系」などという名前になっていますが、実はこの大脳辺縁系こそが、イヤな気持ちを消すためのカギを握っています。

私たちが、大脳辺縁系のことを**「感情脳」**と呼ぶのは、そのためです。

大脳辺縁系の中に、1・5センチほどのアーモンド形の組織があります。この組織のことを**「扁桃核（へんとうかく）」**と呼びます。

この扁桃核が、イイ出来事かイヤな出来事かを判断し、愛情、幸福感、喜び、悲しみ、怒り、憎しみ、やる気などを発生させているのです。

つまり、このアーモンドの形をした扁桃核を、うまくセルフコントロールできればいいということになります。

たとえイライラしたり、苦手なことが生じたとしても、扁桃核がイヤな出来事ではなく、イイ出来事だと捉えるように切り換えることができれば、あなたはイヤな気持ちを消すことがで

脳の構造

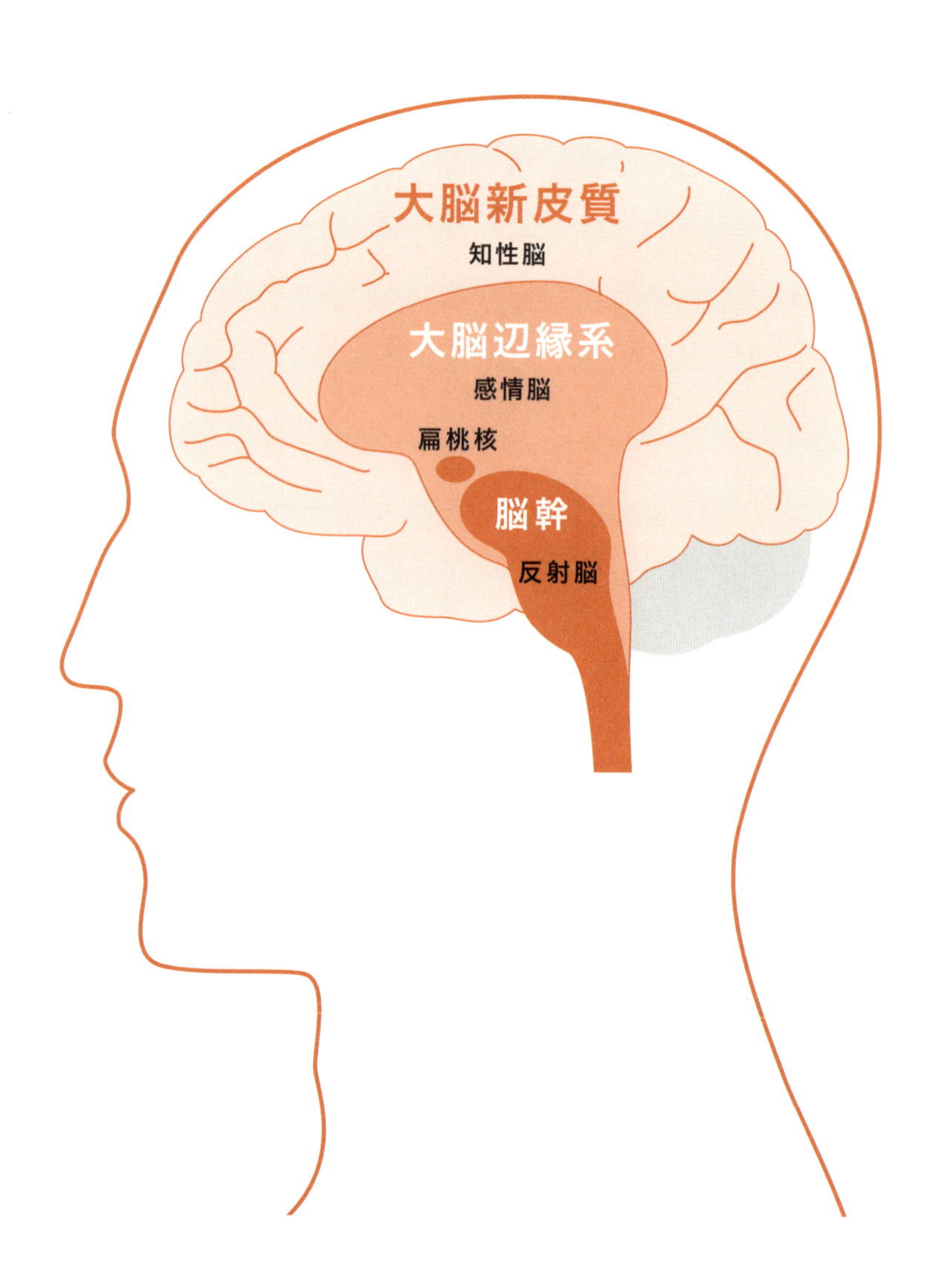

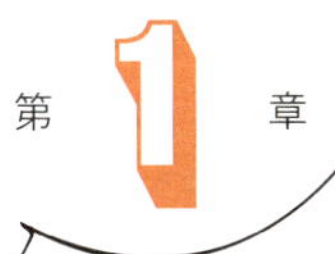

きるのです。

「大切なのは、脳の中にある、1・5センチのアーモンド」。

そのイメージを、しっかり持っておいてください。

大脳新皮質——ちょっとだけやっかいな存在の「知性脳」

最後に発達したのが、大脳新皮質です。

脳の絵や写真で見るシワシワの表面は、この大脳新皮質です。ほ乳類の脳は新皮質を持っていますが、人間の場合はとりわけ大きく発達しています。

私たちは、この脳をわかりやすく**「知性脳」**と呼んでいます。

ところが、大脳新皮質が、実はちょっとだけ〝やっかいな存在〟なのです。

人間は大人になればなるほどイヤな気持ちを感じやすい

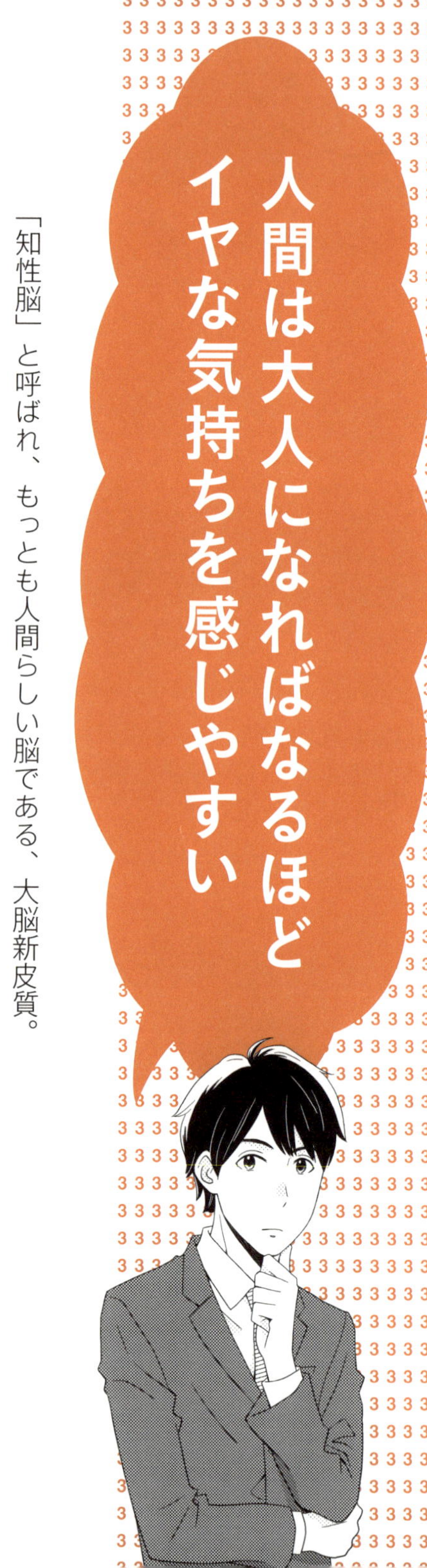

「知性脳」と呼ばれ、もっとも人間らしい脳である、大脳新皮質。

なぜ、この脳が〝やっかいな存在〟なのでしょうか？

それは、この脳が、**何事もマイナスに捉えがちなところがある**からです。

大脳新皮質は、人間という小さくて弱い生物が、何とかして生き延びようとする過程で発達しました。

大脳新皮質の特徴は、膨大な記憶データを蓄積できる点です。

そのもともとの理由は「危険を避けるため」です。弱い動物が生命を維持するには、「危険を避けること」が第一条件となります。そのため、「こういうケースで失敗した」とか「こういうケースで危ない目に遭った」といった、マイナスの記憶データが強くインプットされやすい傾向にあるのです。

大人になればなるほど、失敗したり、危ない目に遭ったりといった、マイナスの経験は増えていきます。

そして、大脳新皮質のデータベースの中に、マイナスの記憶データがどんどん蓄積されていきます。

「過保護」とも言えるほど、大脳新皮質には心配性のところがあります。その結果、「前にも似たようなケースがあったな。でも、うまくいかなかったな」というマイナスの記憶データを引っ張り出して「無理だ」と判断したり、「この人には前にもイライラさせられたな」というマイナスの記憶データを引っ張り出して、「この人にはイライラする」と判断したりするようになってしまうのです。

つまり私たちは、**大人になればなるほど、生きるための経験値を蓄えると同時に、危険回避のために「イヤな気持ちを抱きやすい人間」になっていく**のです。

何があっても気にならない人は一瞬で切り換えができる人

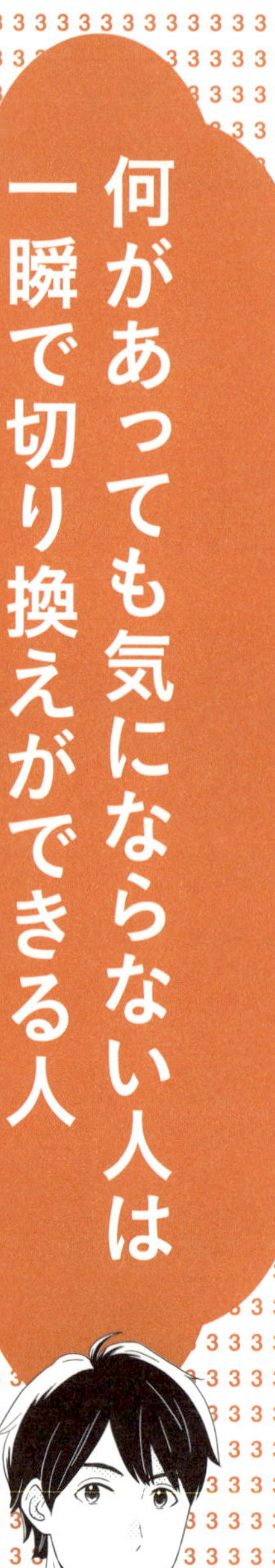

人間は、大人になればなるほど、マイナスの記憶データに引きずられ、イヤな気持ちを抱きやすくなります。

ところが、赤ちゃんはどうかと言えば、マイナスの記憶データがありません。赤ちゃんは、ハイハイの時期に「無事に立てるだろうか？」などと考えません。そして、何度転んでも「もしかしたら歩けないのではないだろうか？」とも考えません。過去の記憶データに引きずられて、イヤな気持ちを抱くことがありません。

見事にプラス思考なのです。

つまり、あなたも、あなたの周りにいる人も、**もともとは全員がプラス思考で生まれてきたわけです**。誰もが「イヤな気持ちを抱かずに過ごした経験」があり、そういう意味では誰もが等しく「イヤな気持ちを消すセンスを持っている」と言えるのです。

とは言え、「それは赤ちゃんの頃の話でしょ？　大人になればそんなに簡単にいくわけがない」と思う人がいるかもしれませんね。

ところが、大人になっても「何があっても気にならない人たち」は存在するのです。

なぜ、その人たちは、気にならないのでしょうか？

それは、**「切り換え上手」**だからです。

誰でも、一瞬イヤな気持ちになることはあります。心の底から「何があっても気にならない」という人がいたら、それは聖人のレベルです。何があっても気にならない人たちも、実はほんの一瞬だけ「イヤだな」とは感じているのです。

ところが、イヤだなという気持ちを、一瞬で切り換えてしまうのです。たった3秒、あるいはそれ以下のスピードで切り換えてしまいます。

彼らは、人間の脳のクセを理解し、瞬時で切り換える方法を体得し、習慣化し、毎日の生活で駆使しています。そのため、傍目から見たら、「何があっても気にならない人」に見えるのです。

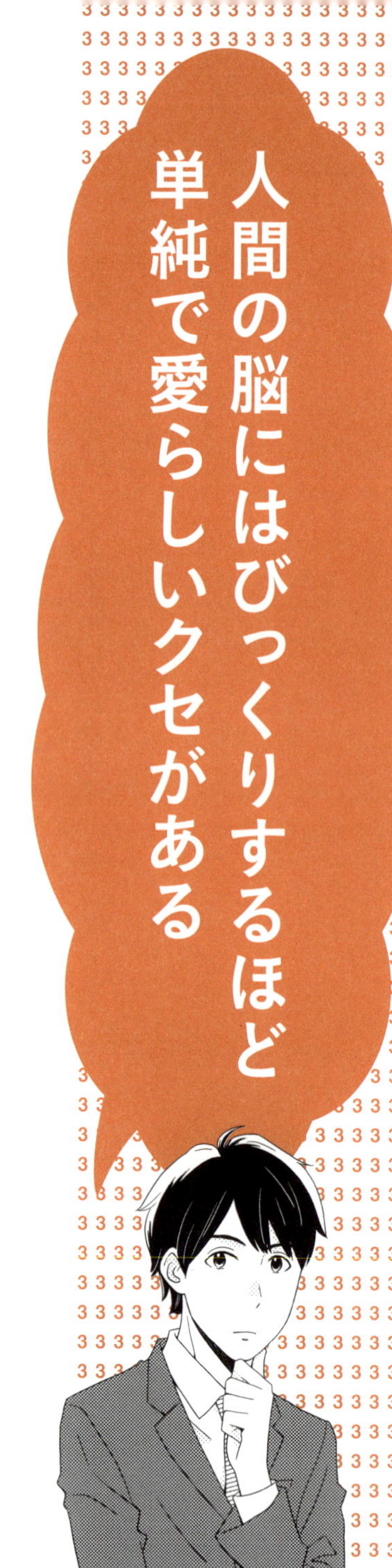

人間の脳にはびっくりするほど単純で愛らしいクセがある

人間の脳には、びっくりするほど単純で、おバカで、愛らしいクセがある——ということを先ほどお話しました。

脳はおバカで愛らしい……。ですから実は操ることも簡単なのです。

この愛らしい脳には、3つのクセがあります。

①脳は「イメージ・言葉・動作」をその通り受け取り、実現しようとする

脳の1つめのクセ、これは非常に重要です。

あなたの脳は、

- あなたが頭の中で思い浮かべた**「イメージ」**
- あなたが言ったり書いたりつぶやいたりした**「言葉」**

・あなたが取ったポーズや表情などの**「動作」**を、その通り受け取り、実現しようとするのです。

ぜひ覚えておいてほしいのは、**「その通り受け取る」**というところです。

どういうことでしょうか？

あなたの脳は、あなたの抱いたイメージに忠実です。例えば、あなたが朝起きて「ああ、今日もツラい1日になりそうだなあ」とイメージしたとします。すると脳は、「私は『ツラい1日』を実現すればいいんですね？」と思います。ツラいと感じる情報ばかり検索し、あなたの望み通りの状態を実現しようとするのです。

これは、言葉に関しても同じです。例えば、あなたが朝、仕事を始める前に同僚から「今日も朝からつまらない仕事だね」と言われたとします。あなたは本心では思っていないけれど、「そうだね。つまらない仕事だね」と答えてしまったとします。

では、ここであなたに質問です。

このとき、あなたの脳は「あなたは、本心では『つまらない仕事』とは思っていないんですよね？　本当は『やりがいの感じられる仕事』だと思っているんですよね？」と思ってくれるでしょうか？

残念ながら、思ってはくれません。

「いや、本心ではそこまで思っているわけじゃないんだけど……」などという、あなたの心の機微などを察してはくれません。「そうなんですね、つまらない仕事なんですね」と額面通りに受け取り、頑張ってつまらない1日を実現しようとするわけです。脳は、それくらい単純なのです。

動作についても同じです。それほど疲れてはいなくても、あなたが「疲れたなあ」という表情や態度を取れば、脳は「あ、疲れているんですね」と〝その通り〟に受け取ります。そして、「表情や態度に見合った疲れを、体に感じさせないとつじつまが合わないですよね」ということで、脳は体全体に「はい、疲れて！　疲れて！」という指令を出すのです。

ここで覚えておいてほしいのは、「逆もまた真なり」という点です。

つまり、楽しい1日になるイメージをしたり、「やりがいの感じられる仕事だ」という言葉を口にしたり、「まだまだ頑張れるぞ」とガッツポーズをしたりすれば、脳は〝その通り〟に受け取ってくれるのです。

あなたのイメージ、言葉、動作は、〝その通り〟の形で受け取られる――これはぜひ覚えておいてください。

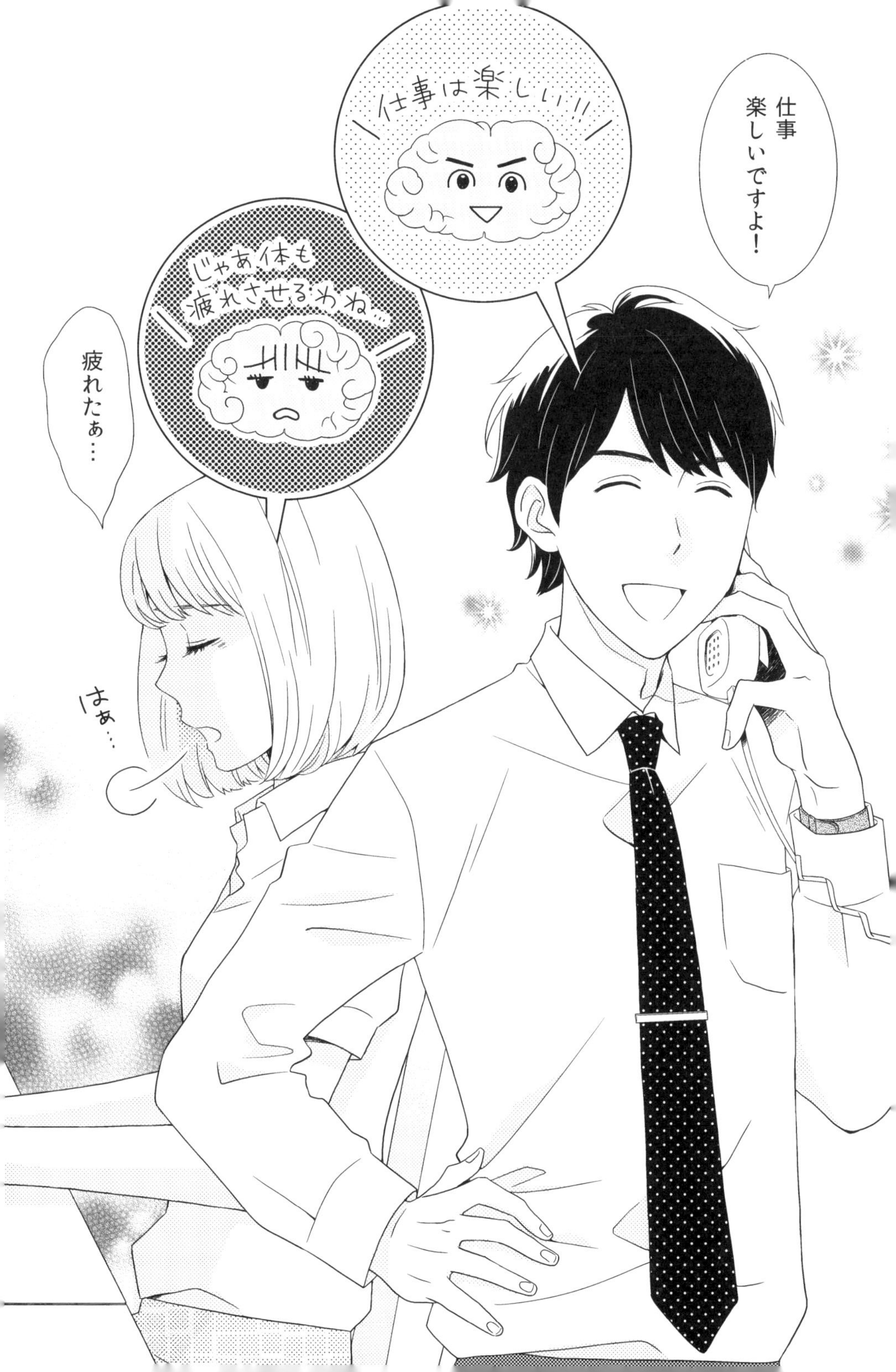
仕事楽しいですよ！
仕事は楽しい!!!
じゃあ体も疲れさせるわね…
疲れたぁ…
はぁ…

②脳は「現実」と「想像」の区別ができない

今から次の1〜3を想像してみてください。

1　頭の中で、新鮮で黄色いレモンを1つ思い浮かべてください。
2　そのレモンを、ナイフで半分に切ってみてください。
3　そして、片方を手に取り、ぎゅっと絞って、あなたの口の中にレモンの汁をできるだけたくさん流し込んでみてください。

どうですか?

口の中全体が酸っぱくなったり、口をすぼめたりしませんでしたか?

梅干し、お酢……など、酸っぱいものは、他にもありますよね。あなたにとっては、どれがいちばん酸っぱいでしょうか?　想像してみてください。

食べてもいない、ただ想像しただけのレモンで口の中が酸っぱくなる——。これが、脳は「現

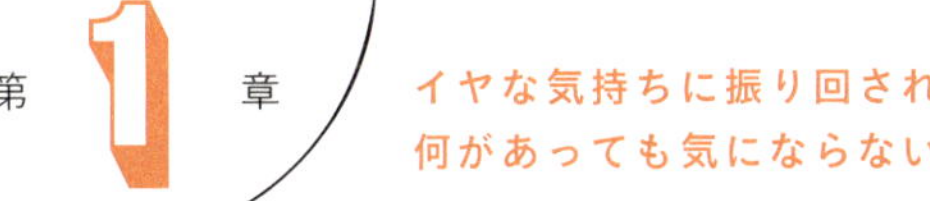

実」と「想像」の区別がつかないことの一例です。

脳にとっては、本当にレモンを食べたか、食べていないかは〝どうでもいいこと〟なのです。たとえ「想像」で食べたとしても、脳は「レモンって酸っぱいですよねー」と判断し、そしてその酸っぱさに見合った体の状態にしようと頑張ってくれるのです。

つまり、「本当は起きていないこと」でも、「起きたこと」として想像すれば、脳は「本当に起きたこと」と見なしてくれるわけです。

もしも今までイヤな思い出しかなかった相手でも、「イイ思い出ばかりだった」と想像することができれば、脳は「イイ思い出」を本当のことと見なし、その人に好意を持つように動いてくれます。

たとえ「良かった」と思わなくても、ウソでもいいから瞬時に「良かった」と言えば、脳は「良かったこと」として動いてくれるのです。

これは、目標達成にも応用できます。まだ実現していないことでも、「まるでもう実現してしまったこと」として〝できちゃった状態〟を想像すれば、脳は本当のことと見なし、それを実際の形にしようと動いてくれます。

③脳は記憶を「上書き」する

3つめのクセも、非常に重要です。なぜなら、脳にこのクセがないと、私たちは一生変われないからです。

脳は記憶のデータベースです。そして、大人になればなるほど、マイナスの記憶、つまり危機管理のための記憶がたまりやすい傾向にあります。

ところが、脳は上書きすることができるのです。マイナスの気持ちの後にプラスの気持ちで終われば、プラスの記憶が上書きされていくのです。

たとえ強力なマイナスの記憶であったとしても、最後はプラスの記憶で上書きする。**100回マイナスのことを思ったら、101回プラスのことを思えばいいだけです。**

打ち消し、上書きできる――。この脳のクセを活用すれば、どんな人であっても確実にイヤな気持ちを消すことができます。

ただし、スピードも重要です。記憶データに定着する前に打ち消し、上書きしてしまうのです。脳の特性を考えると、それは速ければ速いほどいいのです。

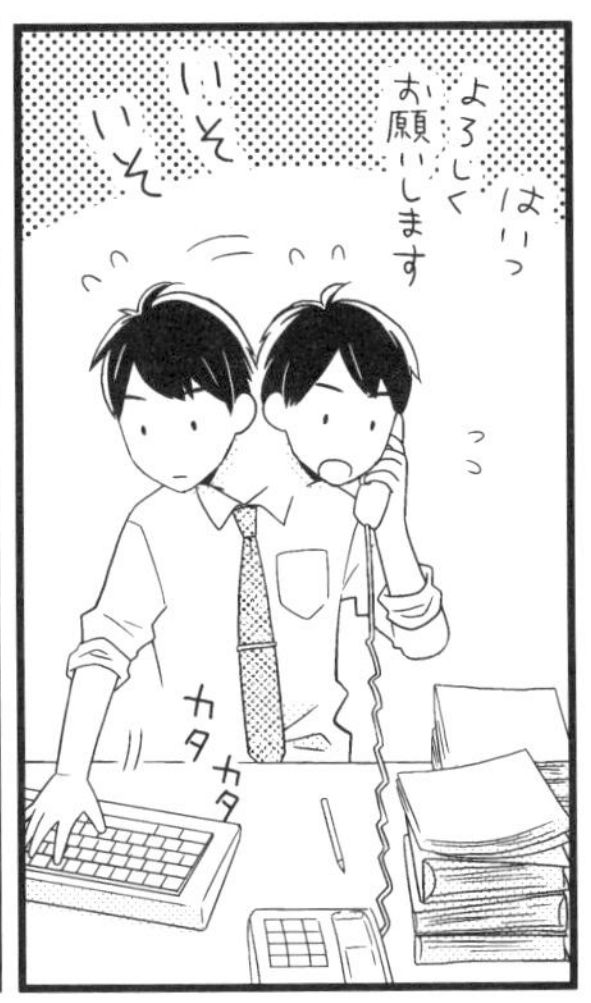
はいっ
よろしくお願いします
いそ
いそ
カタカタ

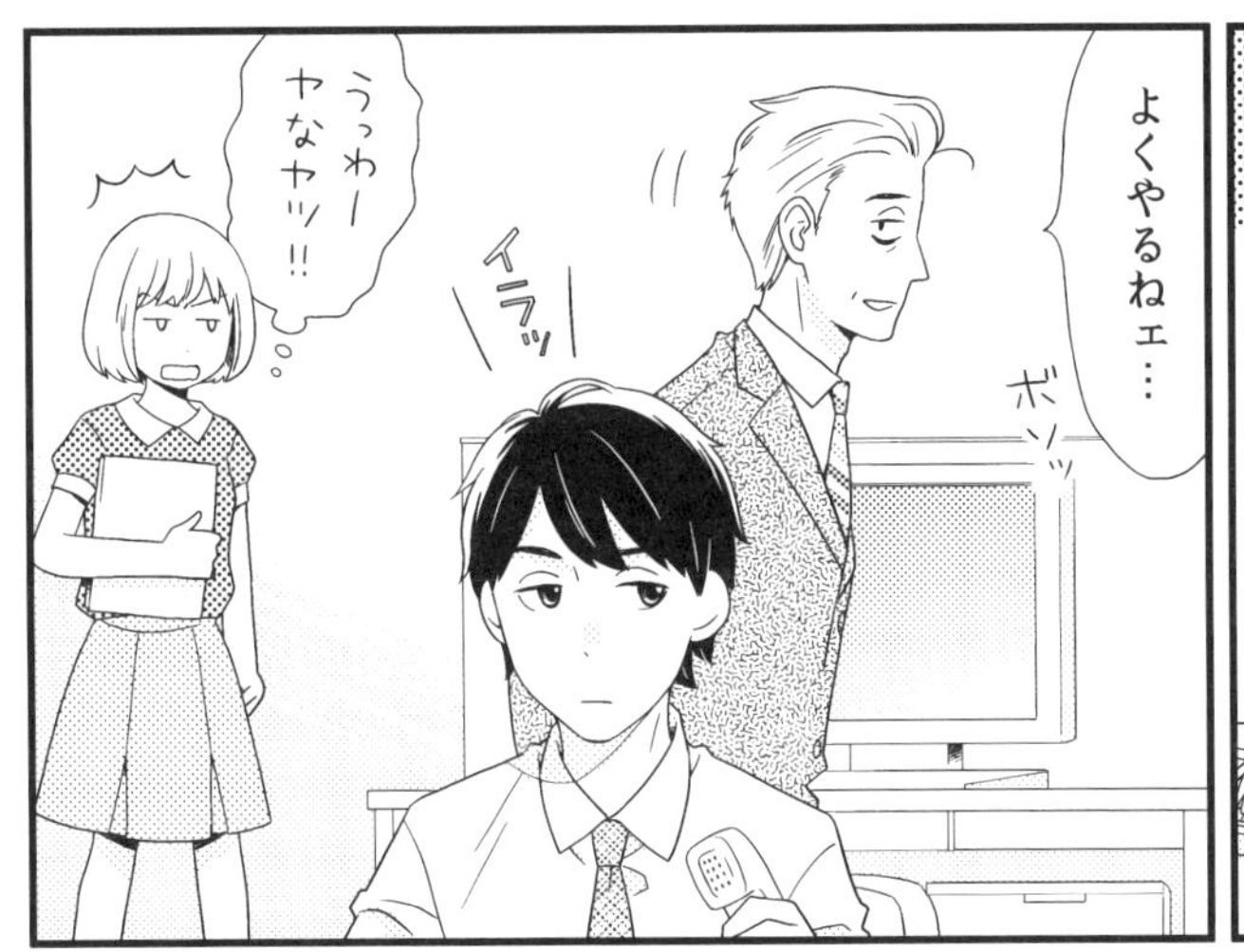
よくやるねェ…
ボソッ
イラッ
うっわーヤなヤツ!!

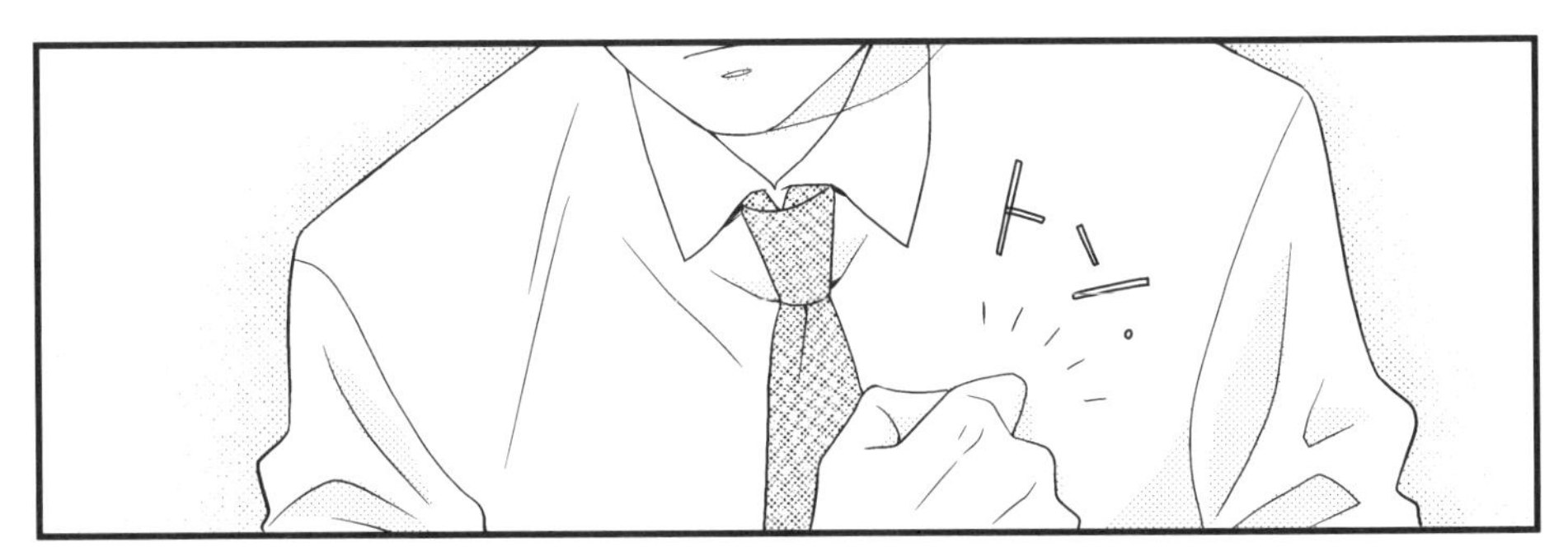
トーン。

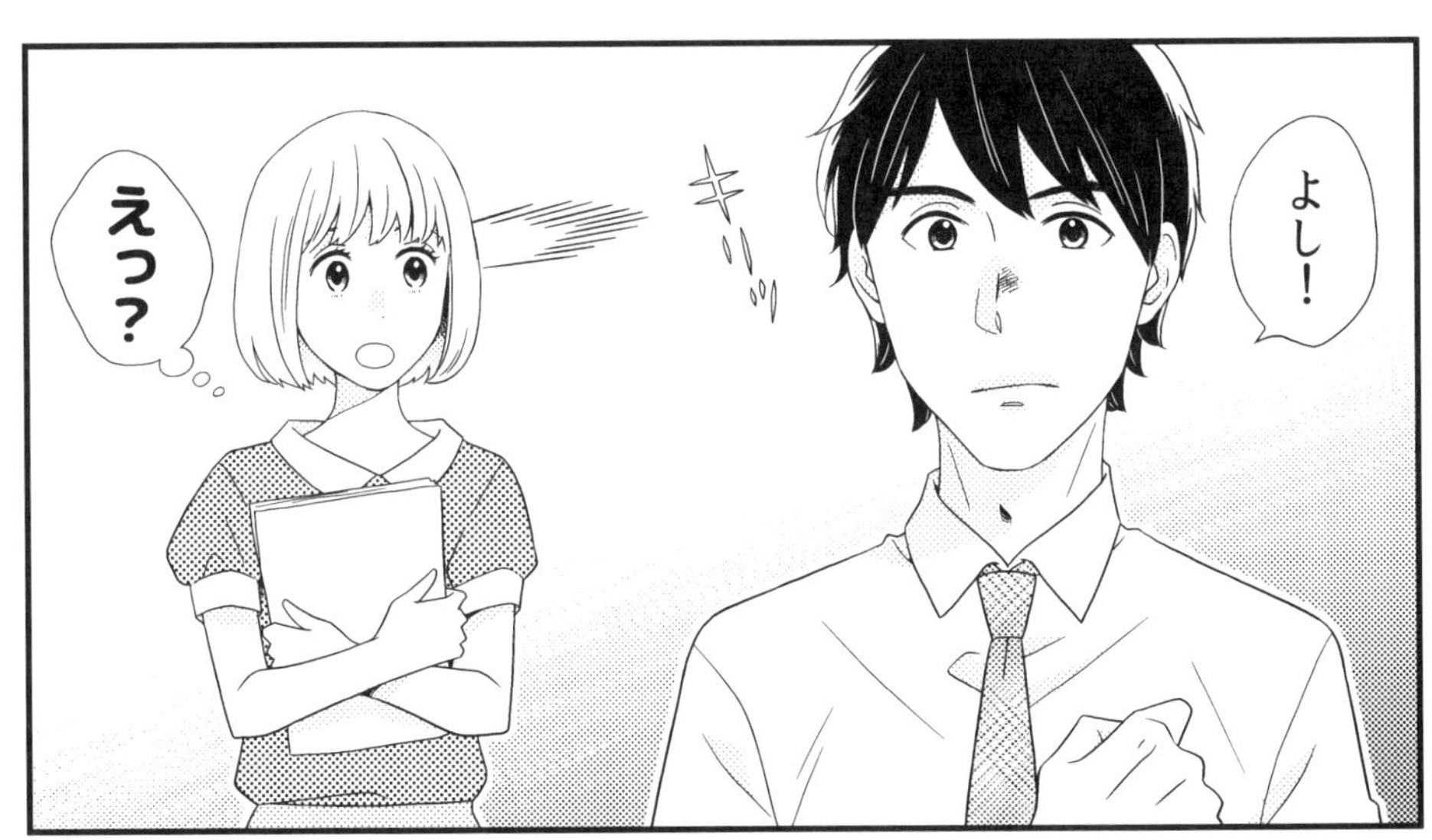
よし!
キッ
えっ?

イメージ・言葉・動作の3つが脳のソフトをつくっている

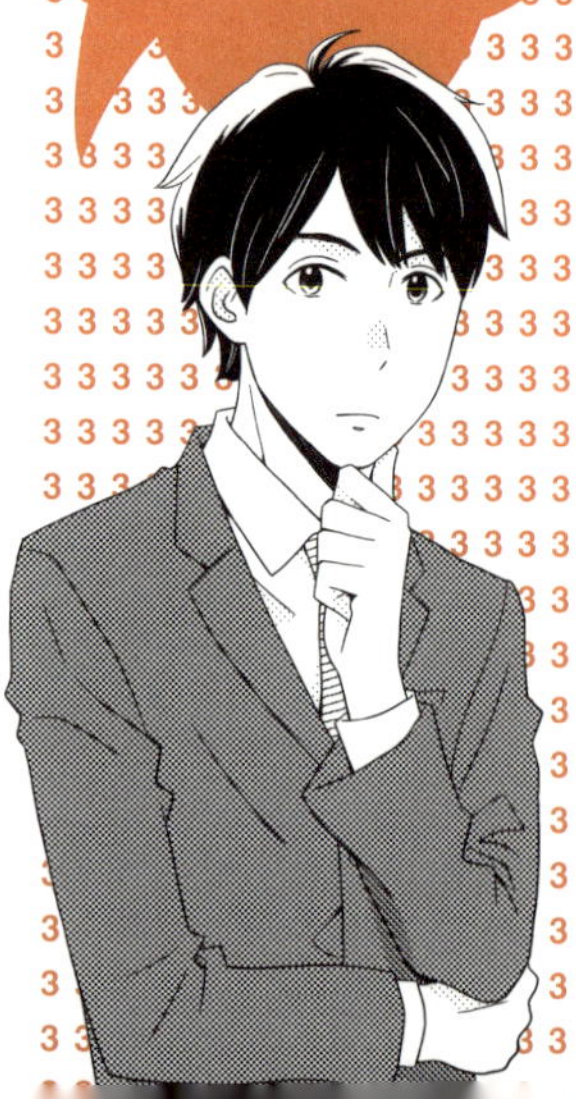

人間のOSとも言える、脳。
その3つのクセを解説してきました。
そして、「イメージ」と「言葉」と「動作」がとても重要なカギを握っている——ということは、みなさんすでにお気づきだと思います。
「イメージ」と「言葉」と「動作」、これらは脳におけるソフトをつくっていると言えます。

どういうことかと言えば、人間の脳にとって、

- **「入力」情報＝「イメージ」**
- **「出力」情報＝「言葉」「動作」**

だからです。

記憶のデータベースである脳ですが、その役割をさらに細かく説明すると、次の3つがあります。

①「どの情報を受け取るか？」＝「入力」をコントロールする役割
②「どのような意味合い・位置づけで受け取るか？」＝判断する役割
③「どのような情報を発するか？」＝「出力」をコントロールする役割

その中で脳は、情報を入力し、情報を出力し、また情報を入力し……ということを絶えず繰り返しています。

仕事をしたり、運動したりしているときだけではありませんよ。リラックスしてボーッとしている間も、そして眠っている間でさえも、24時間ずっと、あなたの脳の中では入出力を繰り返しているのです。

あなたが抱くイメージは現実として処理される

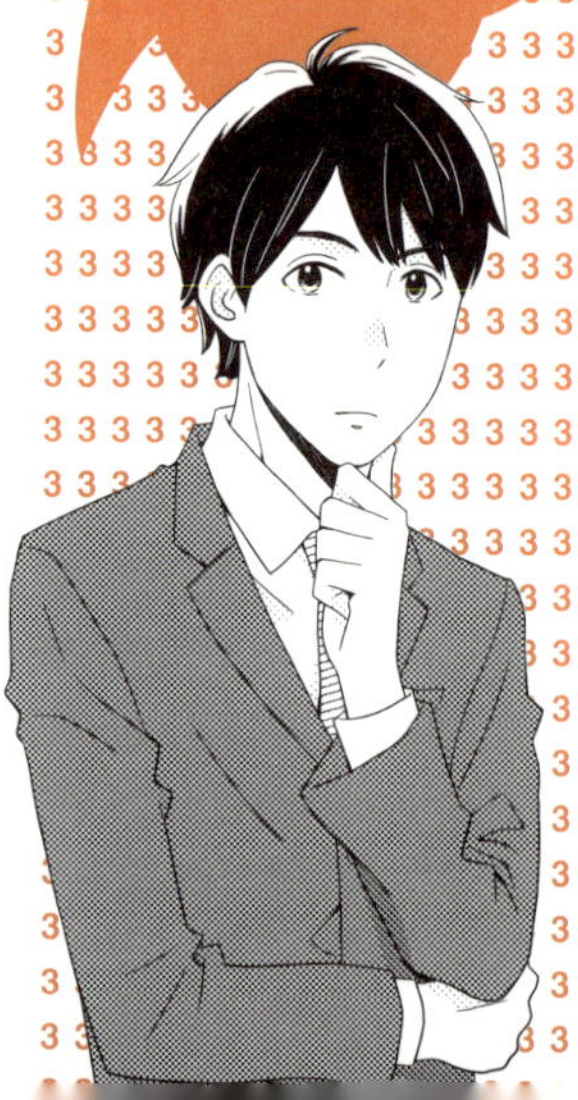

私たちは、視覚、聴覚、嗅覚、味覚、触覚などを使って、驚くほどさまざまな情報を脳に「入力」しています。しかし、その中で、入力された情報と感情が結びつくと、そこに強いイメージが生まれます。

例えば、向こうから上司が歩いてきたとします。

視覚が拾ったのは、「上司が歩いてきた」という情報だけです。

ところが、あなたが上司に苦手感情を持っているとすると、過去の記憶と結びついて「またどうせ怒られるんだろうな」というイメージを生んでしまうのです。

イメージは想像に過ぎません。現実ではありません。

ところが、脳は現実と想像を区別できないというクセがありますから、「上司が歩いてきた」という視覚情報も、「また怒られるんだろうな」というイメージ情報も同じように扱ってしまいます。

さらに、強い感情を伴った情報ほど重要なものとして扱い、脳の記憶データベースの中にしっかり保管しようとしますから、「また怒られるんだろうな」というイメージ情報だけがデータベースに残ることになるのです。

つまり、脳に「入力」される情報の中で、私たちの記憶データベースにもっとも残りやすい情報は、私たちが頭の中で想像したイメージです。

「入力情報」＝「イメージ」と表現しても過言ではありません。

私たちは、毎日の生活の中で驚くほどたくさんのイメージをしています。

「イヤだな、ケンカになったらどうしよう……」

「心配だな、うまくいかないかもしれないな……」

「どうしよう、間に合わないんじゃないかな……」

そういったイメージを、脳はすべて「そうなればいいんですね、了解しました」と認識してしまいます。

ですから、私たちはイメージの持つパワーを自覚する必要があるのです。

あなたの言葉や動作はすぐに再入力されてしまう

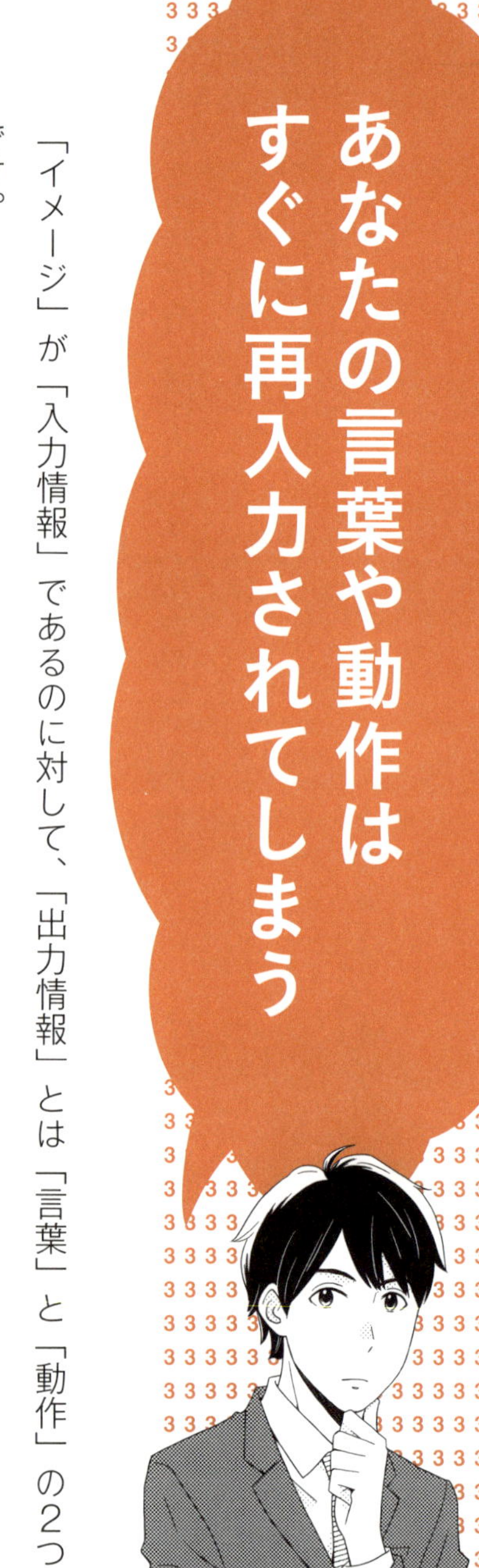

「イメージ」が「入力情報」であるのに対して、「出力情報」とは「言葉」と「動作」の2つです。

「言葉」と「動作」の取り扱いは、非常に重要です。

なぜなら、

- **あなたの口にした「言葉」**
- **あなたの取った「動作」**

は、どこかへ放出されてしまうわけではないからです。

あなたの言葉や動作は、「出力」した瞬間、投げたブーメランが戻ってくるかのようにぐるりと回って、あなたの脳の中に「再入力」されるのです。

イラッとして思わず「チェッ」と舌打ちしたり、上司からの指示にふてくされた態度を取ったり……会社などでよく見かける光景です。多くのみなさんは、ほんのちょっとしたことだとあまり気にとめていないかもしれません。

しかし、メンタルトレーニングの専門家である私から見ると、「なんと恐ろしいことをしているんだろう……」と思ってしまいます。

マイナスの言葉、動作は、1回だけで終わりません。あなたのもとにすぐに戻ってきて、もう一度あなたをマイナスの気分にさせるのです。

イラッとしたときに「チェッ」と舌打ちをすれば、その「チェッ」という言葉、動作は、ブーメランのようにあなたのもとに戻ってきて、あなたをさらにイライラさせるのです。

イラッとしたときでもすぐに「気を取り直して頑張ろうー」という態度を取る、何があっても気にならない人。イラッとするとすぐに「チェッ」と舌打ちをする、イヤな気持ちに振り回される人。「出力」のブーメランは、両者の「気持ちコントロール格差」をますます生んでいくのです。

イヤな気持ちになるかどうかは ほんのちょっとの違いだけ

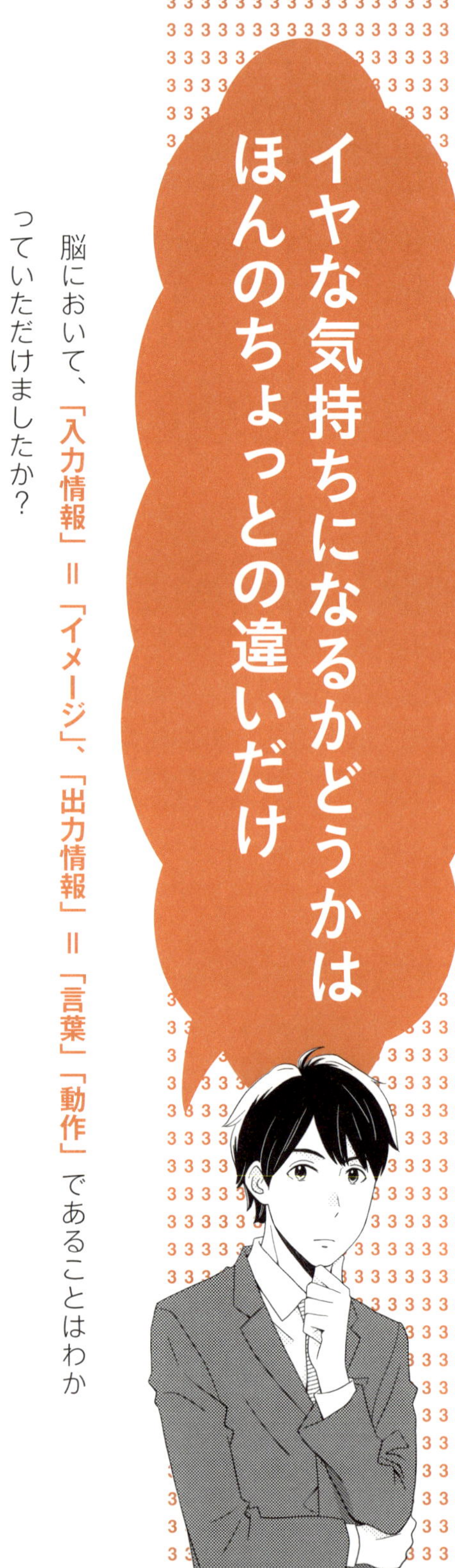

脳において、**「入力情報」＝「イメージ」**、**「出力情報」＝「言葉」「動作」**であることはわかっていただけましたか？

「あなたの今の脳の中身は？」と問われたら、あなたが今までに抱いてきた「イメージ」、あなたが今までに使ってきた「言葉」、そしてあなたが今までに取ってきた「動作」によって形づくられているという答えになります。

もしもあなたがイヤな気持ちを抱きやすい人間ならば、それはあなたがイヤな気持ちになりやすいソフトで脳を満たしているからです。

マイナスの「入力」をし、マイナスの「出力」をする――これを繰り返しているからです。

それに対して、何があっても気にならない人は、プラスの「入力」をし、プラスの「出力」を繰り返しています。両者の違いは、たったそれだけなのです。

何があっても気にならない人

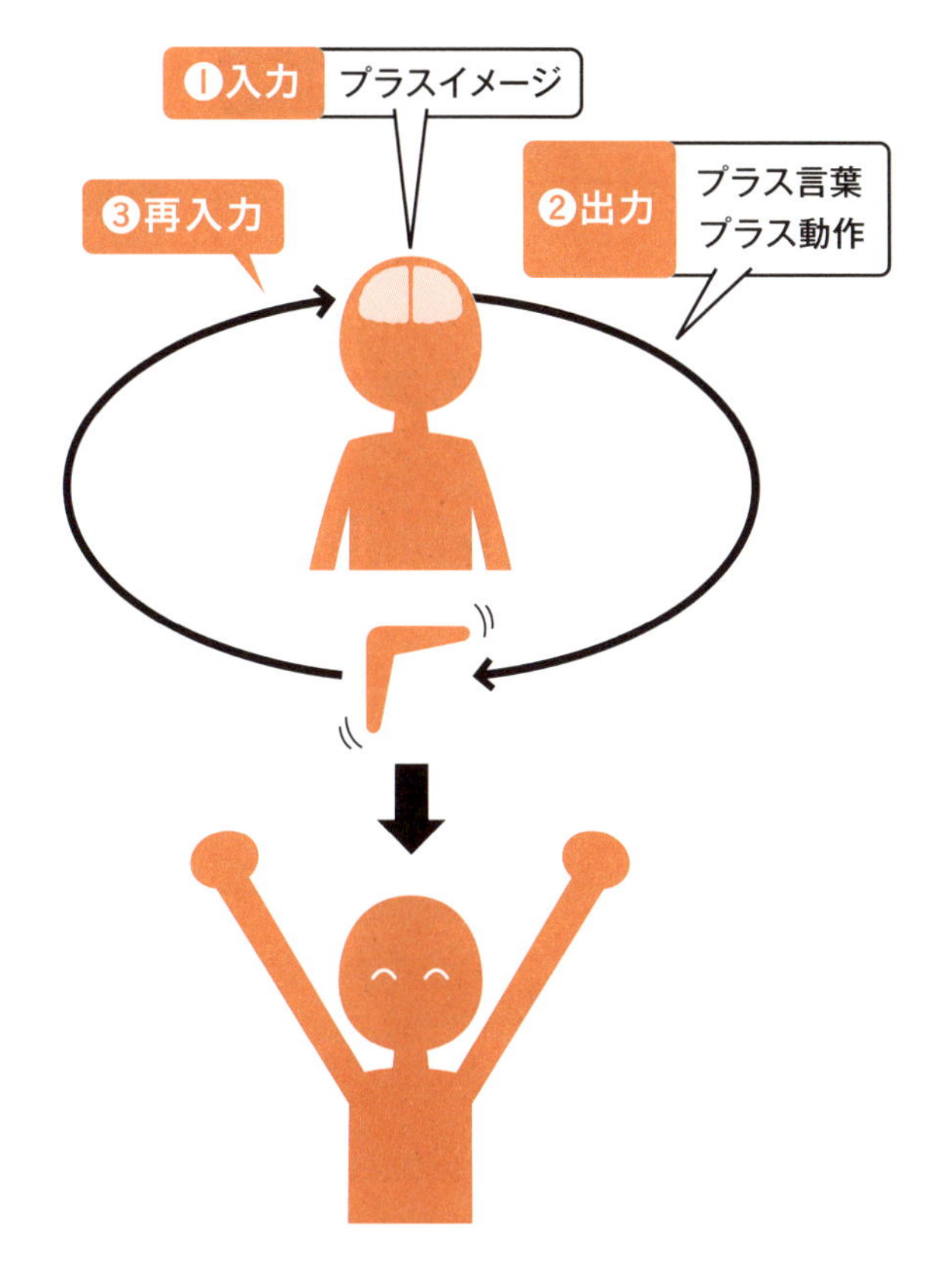

①一瞬イヤな気持ちになっても、瞬時にプラスの「イメージ」を入力し、プラスの「言葉」「動作」を出力する。

②すると、プラスの「言葉」「動作」が、ブーメランのように、瞬時に脳に再入力される。

③さらに、脳の中のアーモンドの形をした扁桃核が、「イイ気持ちなんですね」と判断する。そして、体全体に「イイ気持ちなんだって」と伝えまくる。

④その結果、一瞬抱いたイヤな気持ちは上書きされ、消える。そして、イイ気持ちの心と体として過ごそうとする。

イヤな気持ちに振り回される人

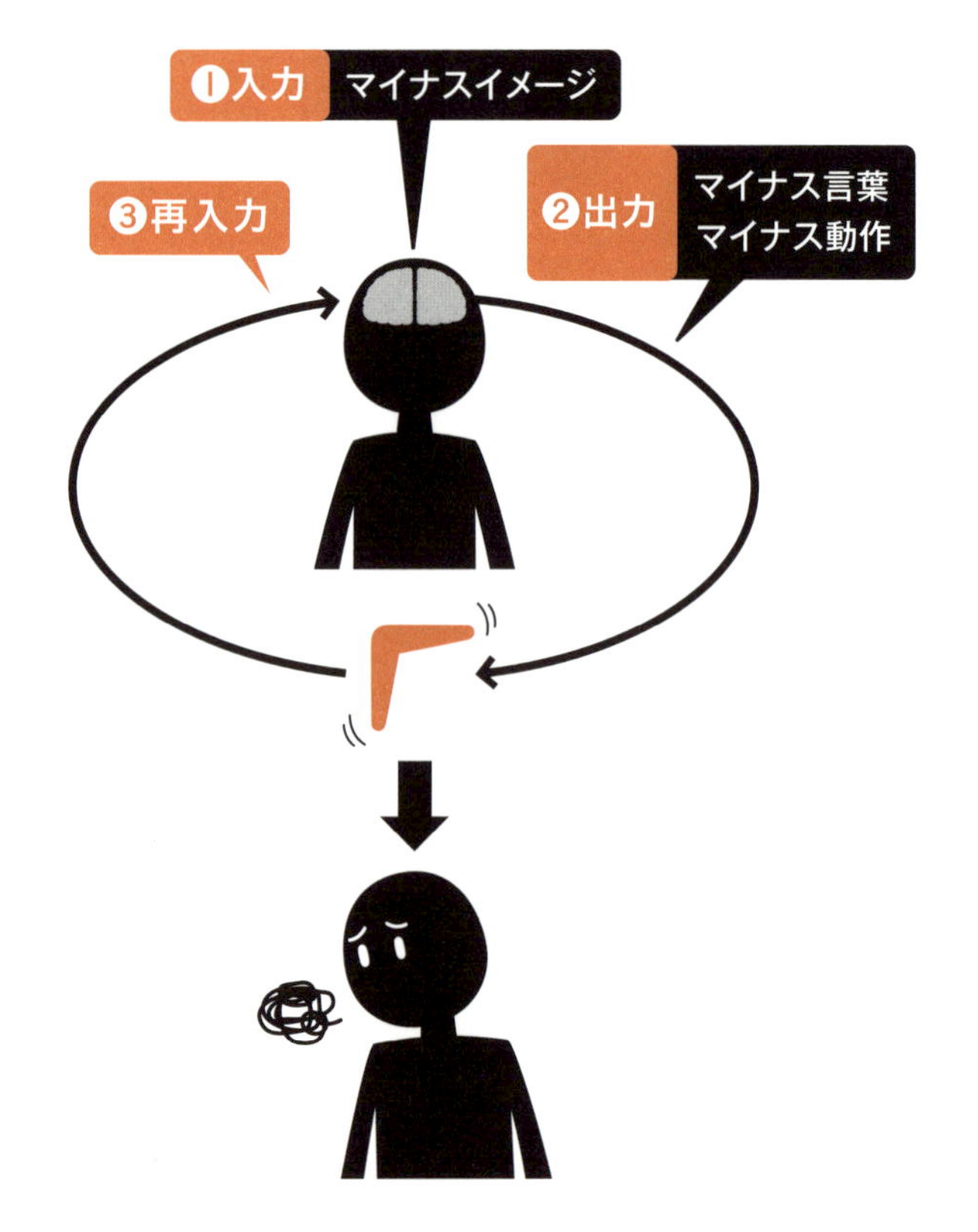

①イヤな気持ちになると、マイナスの「イメージ」を入力し、マイナスの「言葉」「動作」を出力する。

②すると、マイナスの「言葉」「動作」が、ブーメランのように、瞬時に脳に再入力される。

③さらに、脳の中のアーモンドの形をした扁桃核が、「本当にイヤな気持ちなんですね。何度もそう感じていますもんね」と判断する。そして、体全体に「おい、本当にイヤな気持ちなんだってさ」と伝えまくる。

④その結果、心も体も「イヤな気持ちにしっかり対応しないと」と大急ぎで反応を始める。イヤな気持ちはどんどん上書きされ、心も体も悪化していく。

何があっても気にならない人も、イヤな気持ちに振り回される人も、脳は同じです。

何が違うのかと言えば、どんな思いを強化しているかだけです。「イメージ・言葉・動作」がマイナスかプラスかだけ。たったそれだけの違いなのです。

けれども、マイナスを強化し続ける人生と、プラスを強化し続ける人生とでは、結果は大きく変わってきます。

1日の中で何度か抱く、イヤな気持ち。その1つ1つは、小さなものかもしれません。けれどもそこで放置するか、消し去るか——扁桃核の「判断」の積み重ねが、やがて大きな差を生んでしまうのです。

たとえ一瞬「つまらないな」「イヤだな」という気持ちになったとしても、「楽しむぞ」「ワクワクしてきた」というプラスにコントロールして瞬時に切り換えればいいのです。

イヤな気持ちになっても3秒あれば完全に消し去れる

この本で私が提案するのは、「イヤな気持ちにならない方法」と、もしなっても「3秒でイヤな気持ちを消す方法」です。

このとき、時間に関して大事な点が2つあります。

・「イヤな気持ちになる時間」――これは0・5秒であること
・「イヤな気持ちを消すのにかける時間」――これは3秒で十分であること

です。

「イヤな気持ちになる時間」はわずか0・5秒

私たちがイヤな気持ちの思考になるまでの時間は、わずか0・5秒と言われています。

なぜなら、脳が情報を分析し、論理的に答えを出すまでの時間が0・5秒ほどと言われてい

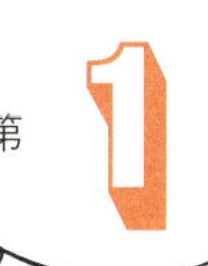

るからです。

人間は、五感から情報が入ると、まず大脳辺縁系（感情脳）に情報を送り、1・5センチのアーモンド形をした扁桃核で判断します。ここまでにかかる時間は、わずか0・1秒と言われています。

大脳辺縁系（感情脳）を経由した情報は、大脳新皮質（知性脳）に伝わり、合理的に分析して答えを出そうとしますが、この間が0・4秒ほどと言われています。

つまり情報の伝達は、

五感で「入手」
↓ 0・1秒
大脳辺縁系（感情脳）で「判断」
↓ 0・4秒
大脳新皮質（知性脳）で「回答」

という、コンマ数秒のスピード感で行われているのです。

大脳新皮質（知性脳）には、過保護と言えるほど心配性のところがあるという話をしましたよね。大脳辺縁系（感情脳）で「イヤな気持ちだなあ」と判断されたまま大脳新皮質（知性脳）に情報が伝達されると、「ね、ね、そうですよね、たしかに今イヤな気持ちですよね。そういえば過去にもそんなイヤな気持ちになったことがありましたよね……今、記憶データベースを検索してみますね。あ、あった、あった！　あのときもこのときもイヤな気持ちになってましたよ！　マズいなあ、ひどいなあ」などと、ちょっとしたイヤな気持ちが重大事になってしまう危険性があるのです。

重大事になるのを防ぐには、大脳新皮質（知性脳）が回答を出す前、つまり0・5秒よりも短い時間でイヤな気持ちを切り換えはじめなければいけません。切り換えはじめるタイミングは早ければ早いほどいいのですが、「0・2秒で切り換えを開始すれば、大脳新皮質（知性脳）がマイナスの答えを探す暇がなくなるのでぎりぎりセーフ」ということで、「イヤな気持ちを持たずにすむ」と指導しています。

早押しクイズで、誰よりも早くボタンを押す感覚と似ています。私たちには、わずか0・2秒でイヤな気持ちを切り換えていくスピード感が求められているわけです。

「イヤな気持ちを消すのにかける時間」は3秒で十分

イヤな気持ちを引きずってしまえば、その気持ちのまま取り組む仕事や勉強、練習などで、最高の能力を発揮することはできません。

また、時間をかけてイヤな気持ちを消せばいいのなら、その気持ちのまま過ごす何ヵ月、何年が無駄になってしまいます。

ですから、イヤな気持ちを消す方法は簡単で短ければ短いほどいい――これについては、みなさん納得していただけますよね。

そして、十分な効果があり、短い時間でできる方法を研究した結果として生まれたのが、**「3秒でイヤな気持ちを消す方法」＝「3秒ルール」**です。

「3秒ルール」は、3つの強力なツールを掛け合わせて使い、3ステップでイヤな気持ちを消し去ります。私はたくさんの人たちにこの方法を伝授してきましたが、長年の習慣として続けている人は、3秒でいとも簡単にイヤな気持ちを消しています。効果のある方法を正しく実践すれば、3秒で十分。それ以上の時間をかける必要もないのです。

では次章で、この「3秒ルール」のカギを握る「イメージ」「言葉」「動作」について、さらに詳しく説明していきましょう。

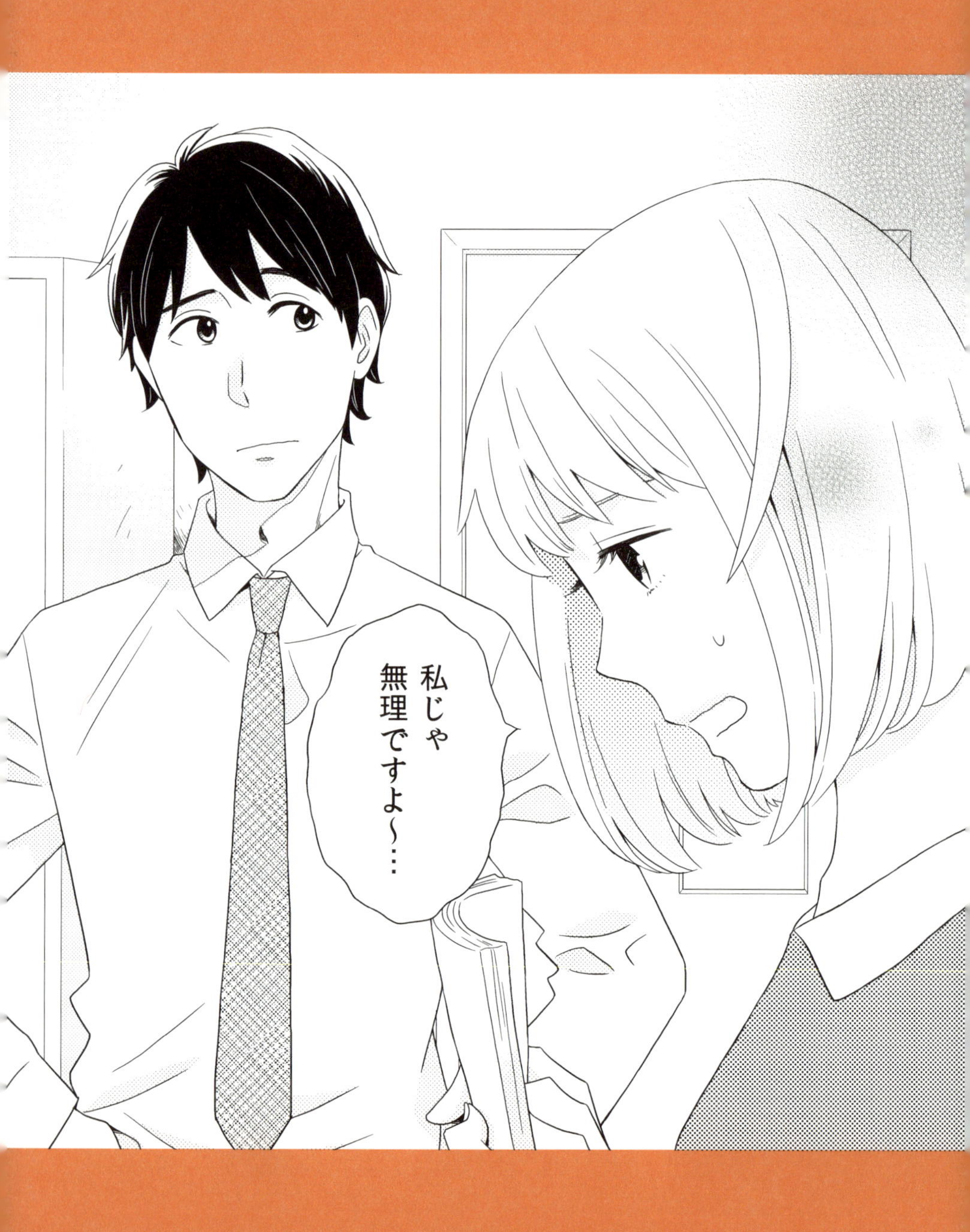
私じゃ
無理ですよ～…

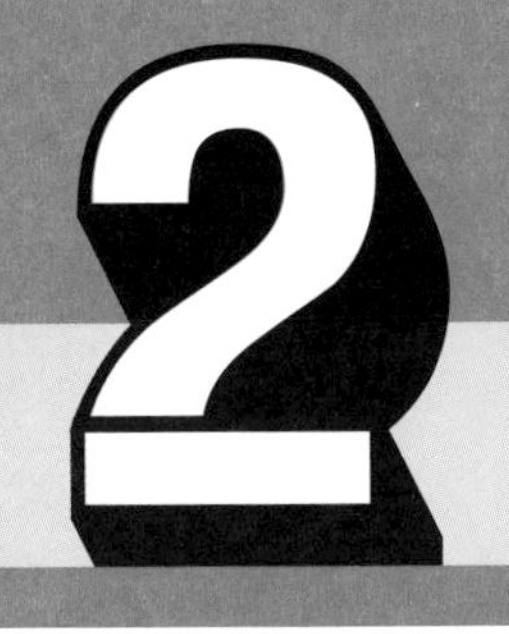

第2章

イヤな気持ちを消すカギを握るイメージ・言葉・動作の力

脳におけるソフトを形成している、イメージ、言葉、動作。これらをマイナスに使うか、プラスに使うかが大きな差を生みます。まずは、3つの力の大きさを確認しましょう。さらに、練習ワークでマイナスをプラスに置き換えるコツを習得しましょう。

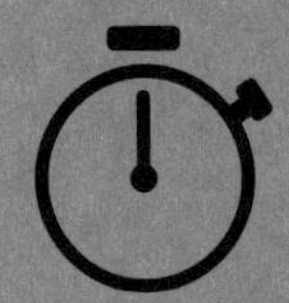

THE THREE-SECOND RULE TO ELIMINATE YOUR NEGATIVE FEELINGS

イメージ・言葉・動作は驚くほどの力を持っている

ここまでお話したように、自分をコントロールする上では、「イメージ」と「言葉」と「動作」が重要なカギを握っています。

なぜなら、イメージと言葉と動作は、脳におけるソフトを形成していると言えるものだからです。

そして、イヤな気持ちを3秒で消す方法とは、イメージと言葉と動作を3秒以内に切り換えていく方法でもあります。

では、イメージ、言葉、動作には、いったいどれほどの力があるのでしょうか?

そして、イメージ、言葉、動作を切り換えるとは、具体的にどういうことなのでしょうか?

これからそれぞれについて理解し、練習ワークを行っていきましょう。

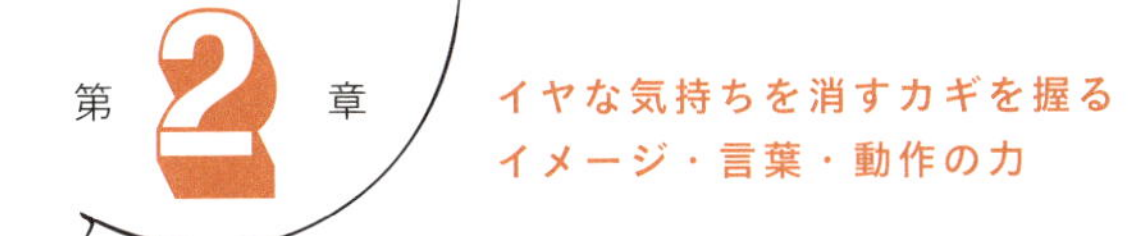

イメージ・言葉・動作の種類

イメージの種類

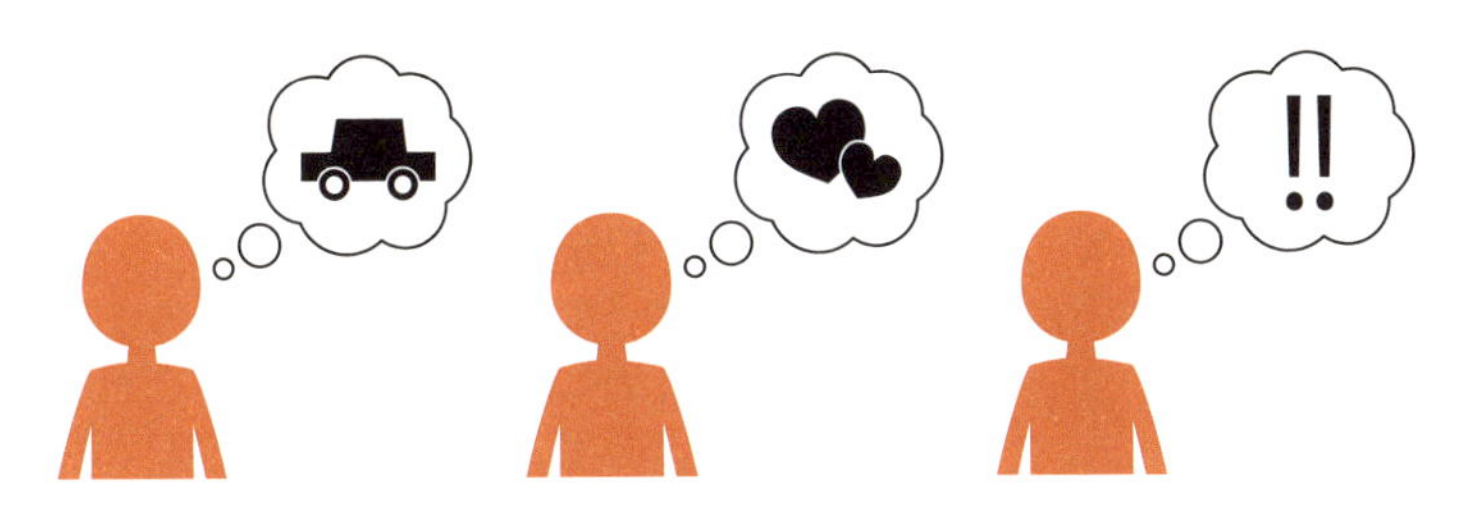

想像、妄想、予感　など

言葉の種類

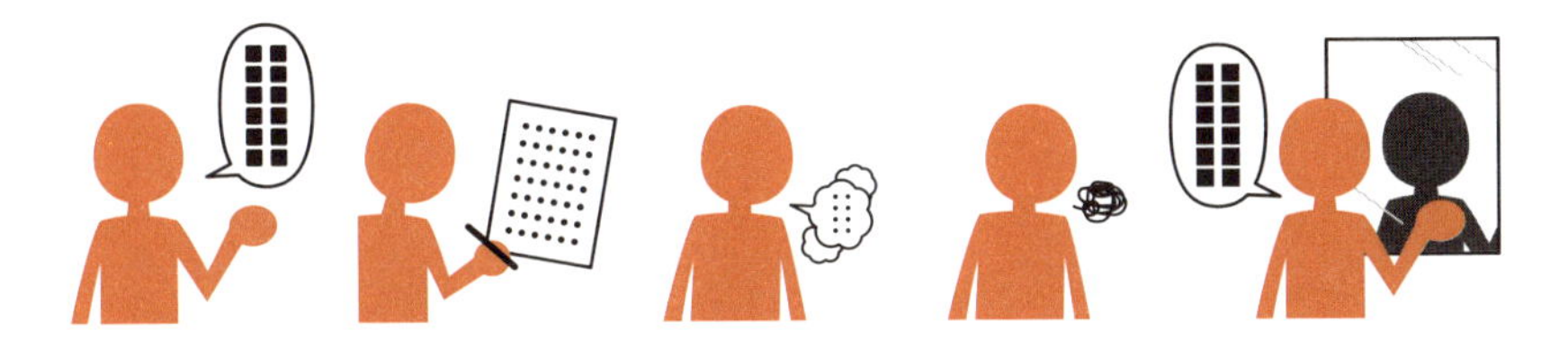

話し言葉、書き言葉、つぶやき、ぼやき、セルフトーク　など

動作の種類

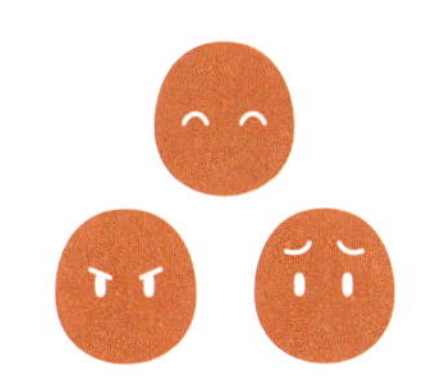

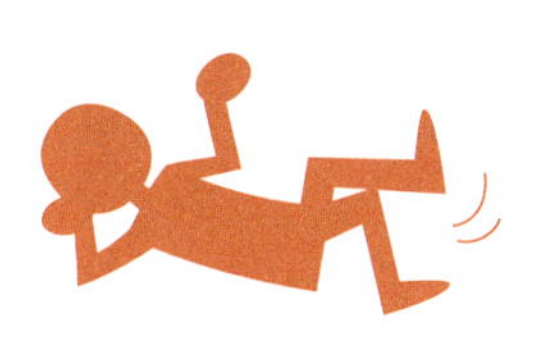

表情、態度、ポーズ　など

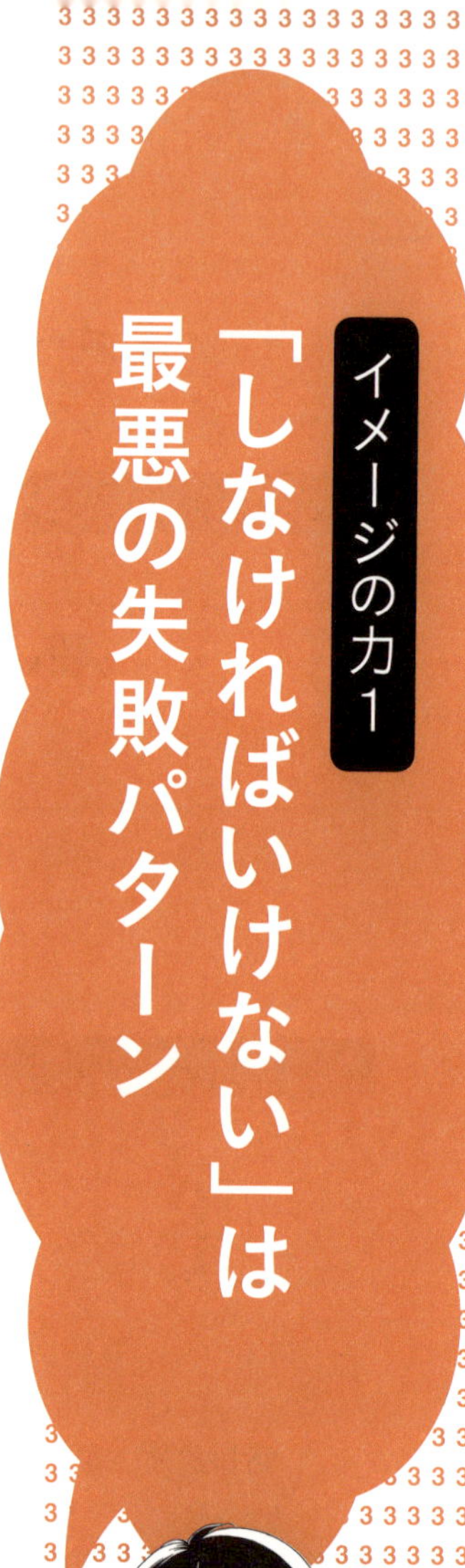

イメージの力1

「しなければいけない」は最悪の失敗パターン

「イメージ」という言葉を聞いて、「将来のことを考える」とか「旅行の行き先を考える」とか「企画書のアイデアを練る」とか、そういった何か特別な瞬間だけ、私たちはイメージをしていると思う人が多いかもしれません。

そうではありません。

コーヒーを飲む場合で考えてみます。

実はあなたの脳の中では、無意識のうちに「あそこにあるコーヒーカップに手を伸ばし、取っ手をつまみ、カップを口に近づけて……」と、まず最初にイメージをしているのです。そして、あなたの脳は、そのイメージを実現するよう、あなたの体に指令を出し、体がその通りに動くから、あなたはコーヒーを飲んでいるのです。

つまり、どんなことであっても**「イメージが先、行動が後」**です。先にあるイメージを実現しようと、あなたの脳は頑張るわけです。

こういったイメージの重要性をよく知っているのは、プロゴルファーやプロ野球選手などのアスリートです。

彼らは「イメージトレーニング」を練習に取り入れています。自分のベストプレーが映ったビデオを繰り返し見て、理想のフォームを焼きつけ、そのイメージを反復することでフォームを修正し、イメージ通りに体が動くようにしているのです。

では、もしもあなたに嫌いな人がいたとしたら、あなたの脳はどう頑張るでしょうか?

例えば、あなたがあなたの上司に対して「嫌い」という感情を抱き、無意識のうちに「あの人にまた何か言われたらイヤだな」というイメージを持っているとします。**私たちの脳はいったん相手のイメージを決めつけてしまうと、そのイメージに沿った情報を集めようとします。**接するたびに上司の嫌いな部分にばかり目が行って、ますますその思いが強化されていくのです。そして、上司のことを何でも「嫌い」に結びつけて考えてしまうようになるのです。

仕事の好き嫌いに関しても一緒です。

あなたは、もしかして仕事を進めていく際、「まず、○○をしなければいけない。そして、次に△△をしなければいけない」と思っていませんか？

だとしたら、最悪です。

何が最悪かと言うと、**「しなければいけない」**の部分です。

「しなければいけない」というイメージの中に、あなたは無意識のうちに「つまらない仕事をしている」「決して楽しくない時間だ」という気持ちを込めてしまっています。脳は、その通りに実現しようと頑張りますから、あなたが「しなければいけない」と思って取り組んでいる限り、その仕事を好きになることはなく、その仕事で成功することもないのです。

ここで理解してほしいのは、いったん「嫌い」というイメージを持ってしまったら、どんどん嫌いになるということです。

いったん「苦手」というイメージを持ってしまったら、どんどん苦手になり、いったん「つまらない」というイメージを持ってしまったら、どんどんつまらなくなるのです。

それは、人に対しても、仕事に対しても、いろいろな場面でも同様です。

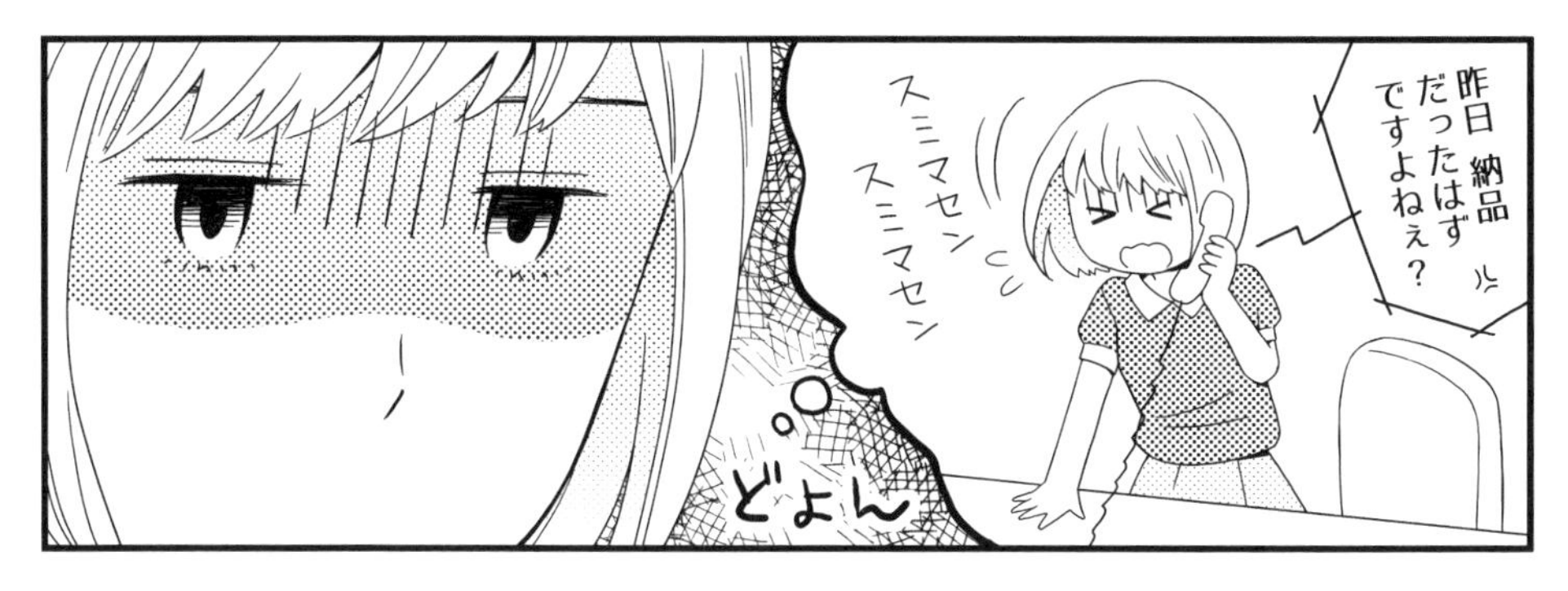
昨日 納品
だったはず
ですよねぇ？
スミマセン
スミマセン
どよん

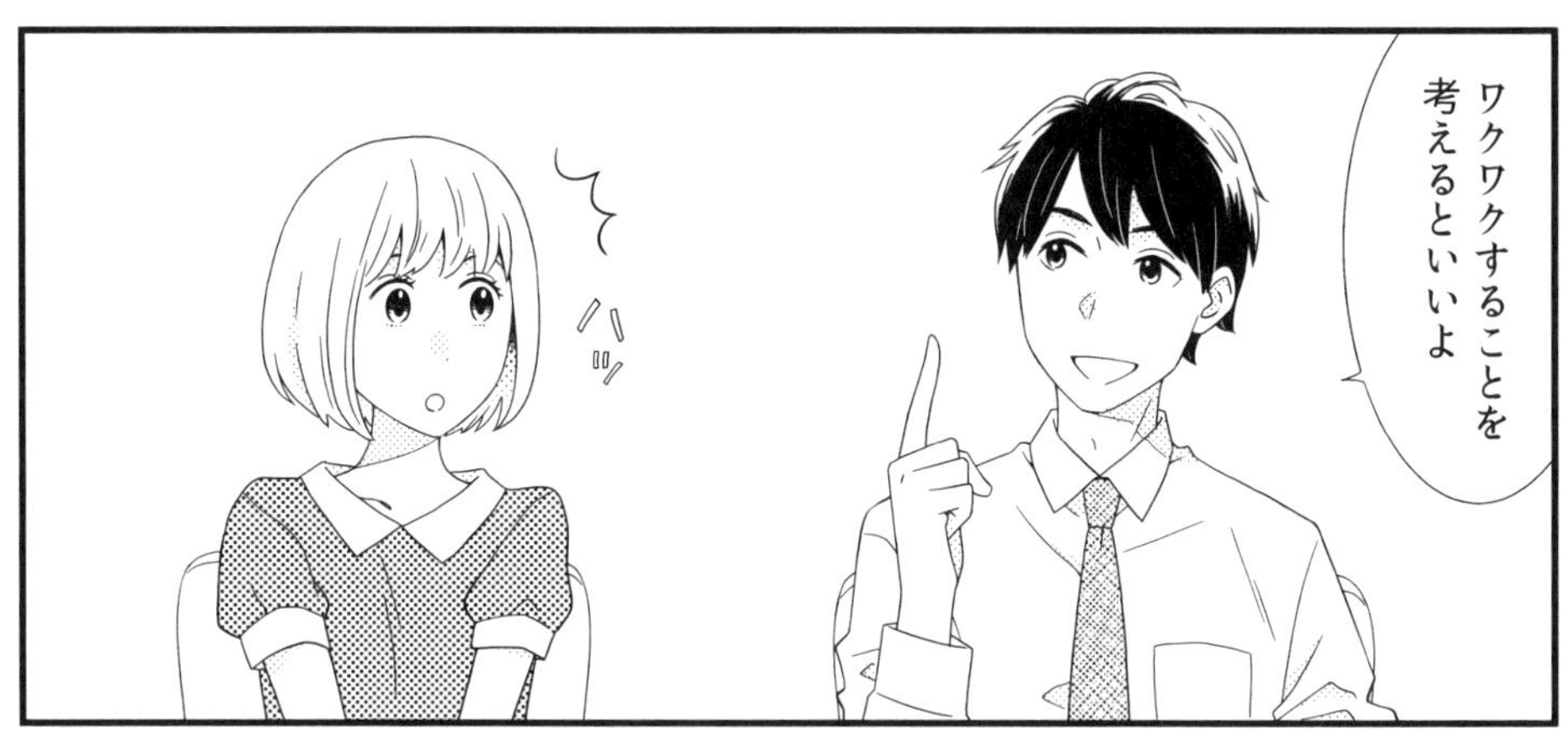
ワクワクすることを
考えるといいよ
ハッ

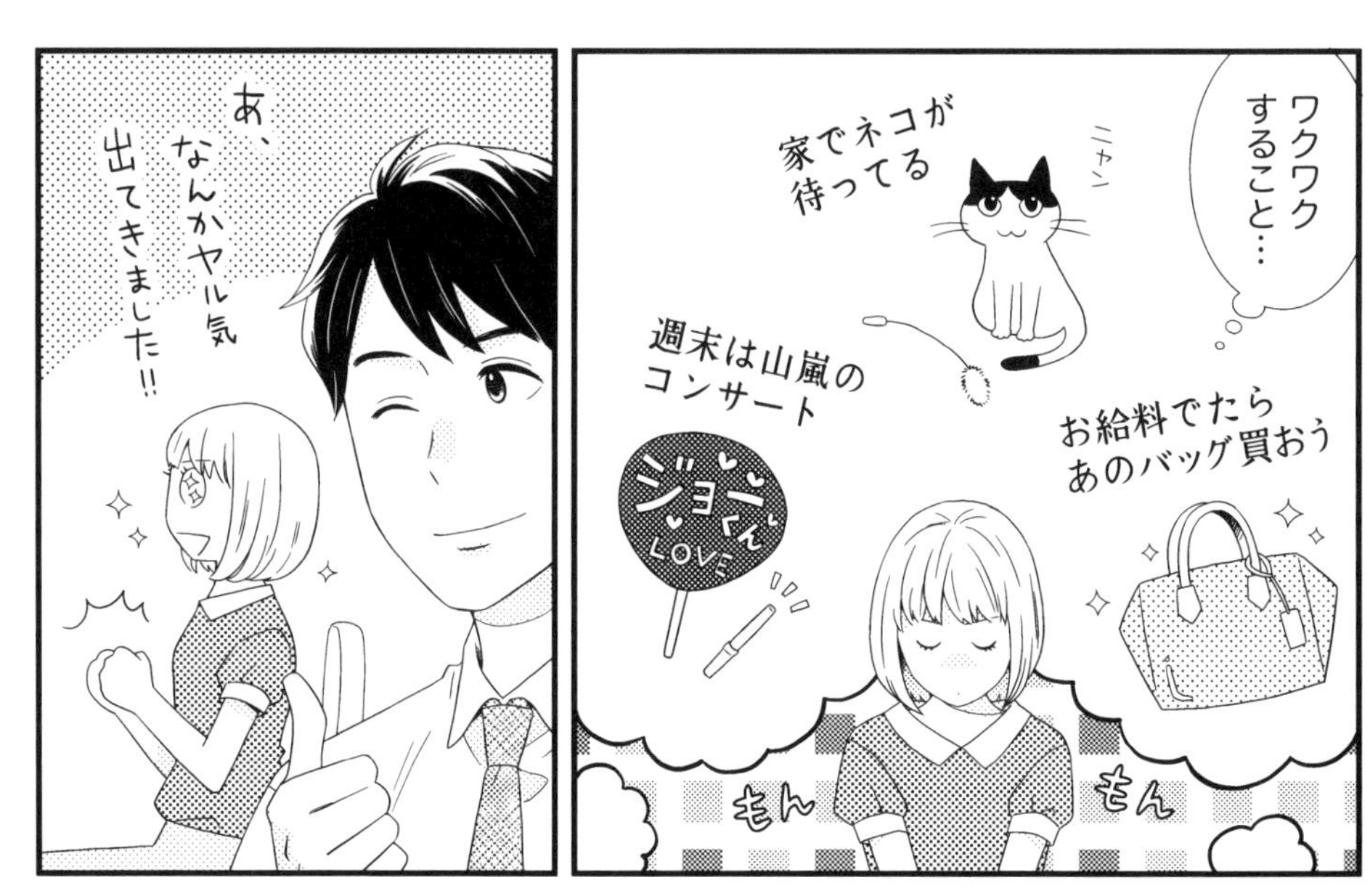
ワクワク
すること…
家でネコが
待ってる
ニャン
週末は山嵐の
コンサート
ジョーくん
LOVE
お給料でたら
あのバッグ買おう
もん
もん
あ、
なんかヤル気
出てきました!!

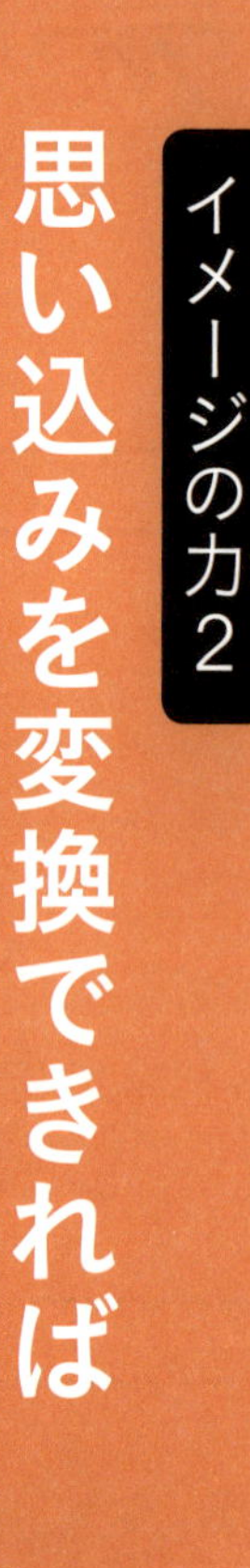

イメージの力2

思い込みを変換できれば目標は達成したも同然

イメージの強烈なパワーは、ダイエットにも使えます。私はこれを「ブレインダイエット」と名づけていますが、その効果を実証するために自分でもダイエットに挑んだことがあります。そして、173センチ73キロの体型から、3ヵ月で13キロのダイエットに成功しました。

やり方は、簡単。**「自分ポスター」をつくるだけです。**

私はまず、ブラッド・ピットの全身写真を切り抜いて、自分の顔写真と合成しました。これで「自分ポスター」は完成です。つまり「3ヵ月後にこうなる！」という体型をビジュアル化したのです。

このポスターを洋服ダンスの中に貼っておき、毎日朝晩にポスターを見ました。さらに、毎日必ず、全身裸の状態で鏡の前に立って体型をチェックし、「目指す体型」と「今の自分の体型」との違いを認識し続けたのです。

そうすると、脳は「目指す体型」を実現しようと頑張ってくれます。私の場合は、余分な食事を摂らなくなり、特に運動しなくても体重はぐんぐん落ちて、3ヵ月ちょうどで13キロのダイエットに成功できたのです。

イメージの力とは、それほど強いものなのです。

コップに半分の水が入っています。

その水を見てあなたは、「あ、コップに水が半分も入っている」と感じますか？ それとも「あ、コップに水が半分しか入っていない」と感じますか？

どちらと感じるかは、あなたの思い込みが決めています。

脳トレーニングの専門家の立場から言えば、「嫌い」「苦手」「つまらない」も、「好き」「得意」「楽しい」も、すべてその人の思い込みに過ぎません。

だとしたら、「嫌い」を「好き」に換えるのなんて、簡単なことなのです。思い込みを換えてしまえばいいだけです。「嫌い」「苦手」「つまらない」と感じていた対象を、「好き」「得意」「楽しい」と思い込めればいいのです。

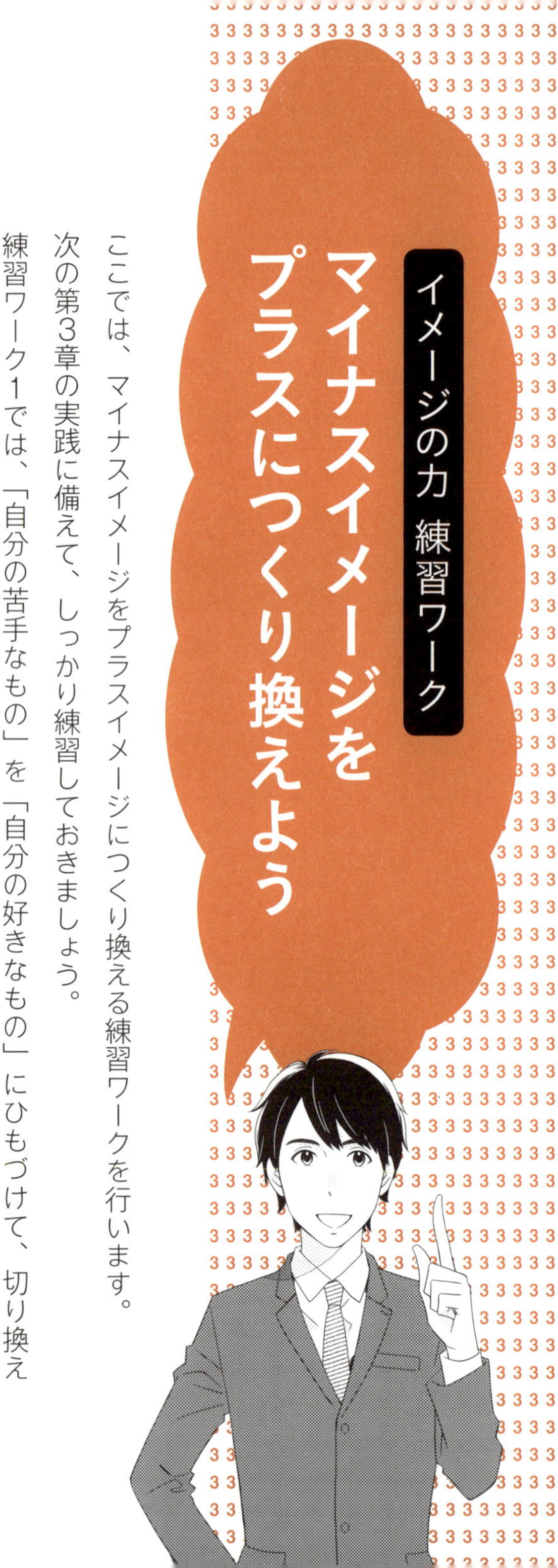

イメージの力 練習ワーク

マイナスイメージをプラスにつくり換えよう

ここでは、マイナスイメージをプラスイメージにつくり換える練習ワークを行います。次の第3章の実践に備えて、しっかり練習しておきましょう。

練習ワーク1では、「自分の苦手なもの」を「自分の好きなもの」にひもづけて、切り換えます。例えば、「大嫌いな上司→愛らしいリス」「苦手な業務→大好きなジェラート」「緊張するプレゼン→ハマっているロールプレイングゲーム」といった具合です。

練習ワーク2では、「だけど接続」でイメージを続けてみます。「イヤだけど……」と、イヤの反対の効果を想像してイメージをつなぐ方法で、専門用語では「Yes－But法」と言われています。

マイナスイメージをプラスイメージに換えて入力する感覚を、これらの2つの練習ワークでつかみましょう。

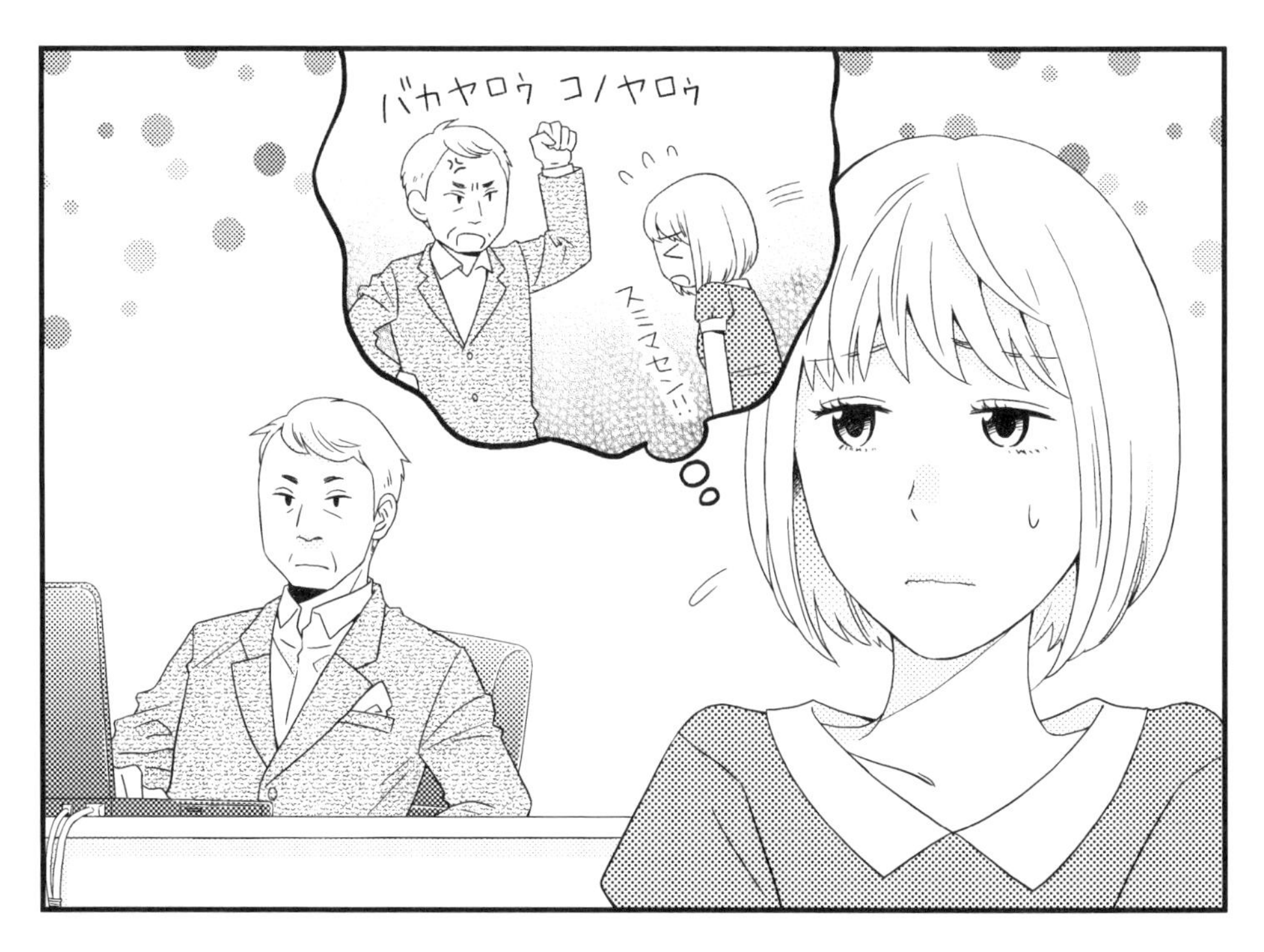
バカヤロウ コノヤロウ
スミマセン!!

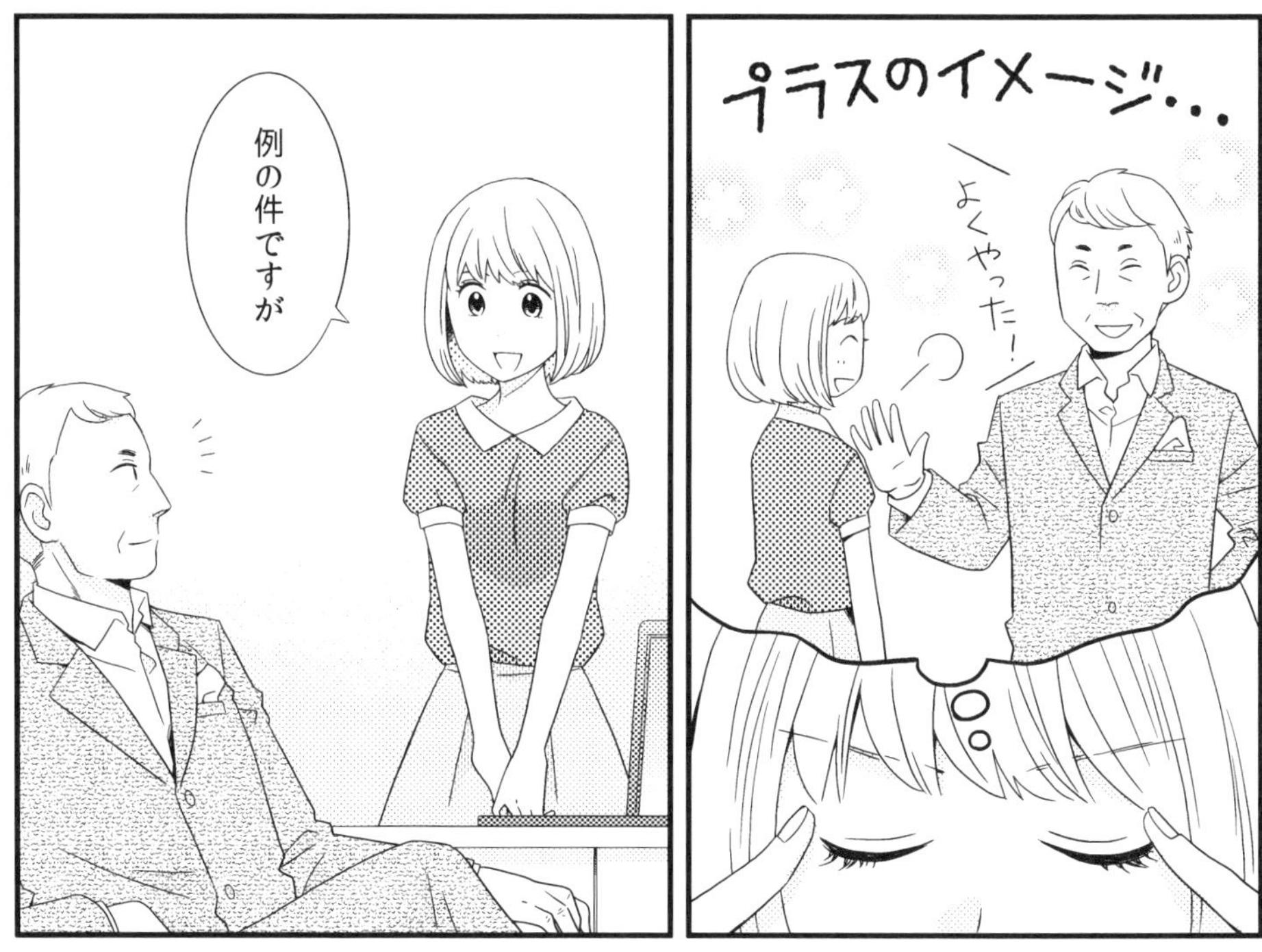
プラスのイメージ…
よくやった!
例の件ですが

イメージの力 練習ワーク1

苦手なものを好きなものにひもづけて切り換えてみよう

あなたの嫌いな人や苦手な状況を、あなたの大好きなもののイメージに置き換えてみましょう。置き換える対象は、食べ物、動物、人物、景色など何でもOKです。

①あなたの嫌いな人を、好きなものにひもづけてみましょう。あなたの嫌いな人の似顔絵を左側のボックスに描いてみてください。簡単な絵で構いません。次に、右側のボックスにあなたの大好物を描いてみてください。好きな食材、果物、お菓子でもOKですし、大好きな俳優やアイドルでも構いません。

②次は、あなたの苦手な状況を、好きな状況にひもづけてみましょう。たとえば、企画書の作成、上司への報告など、あなたが「何だか気乗りがしないな」という状況を思い浮かべて、左側のボックスに描いてみてください。これも簡単な絵で構いません。次に、右側のボックスにあなたの好きな場面を描いてみてください。仲間と一緒にワイワイ騒いでいる場面、静かな海を眺めている場面など、あなたの気分が良くなる場面なら何でもOKです。

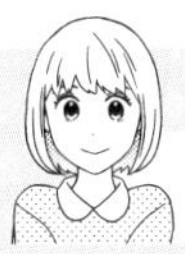
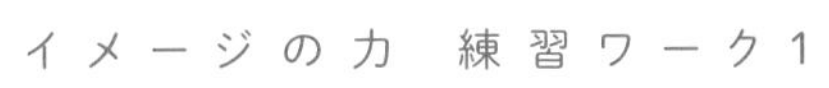

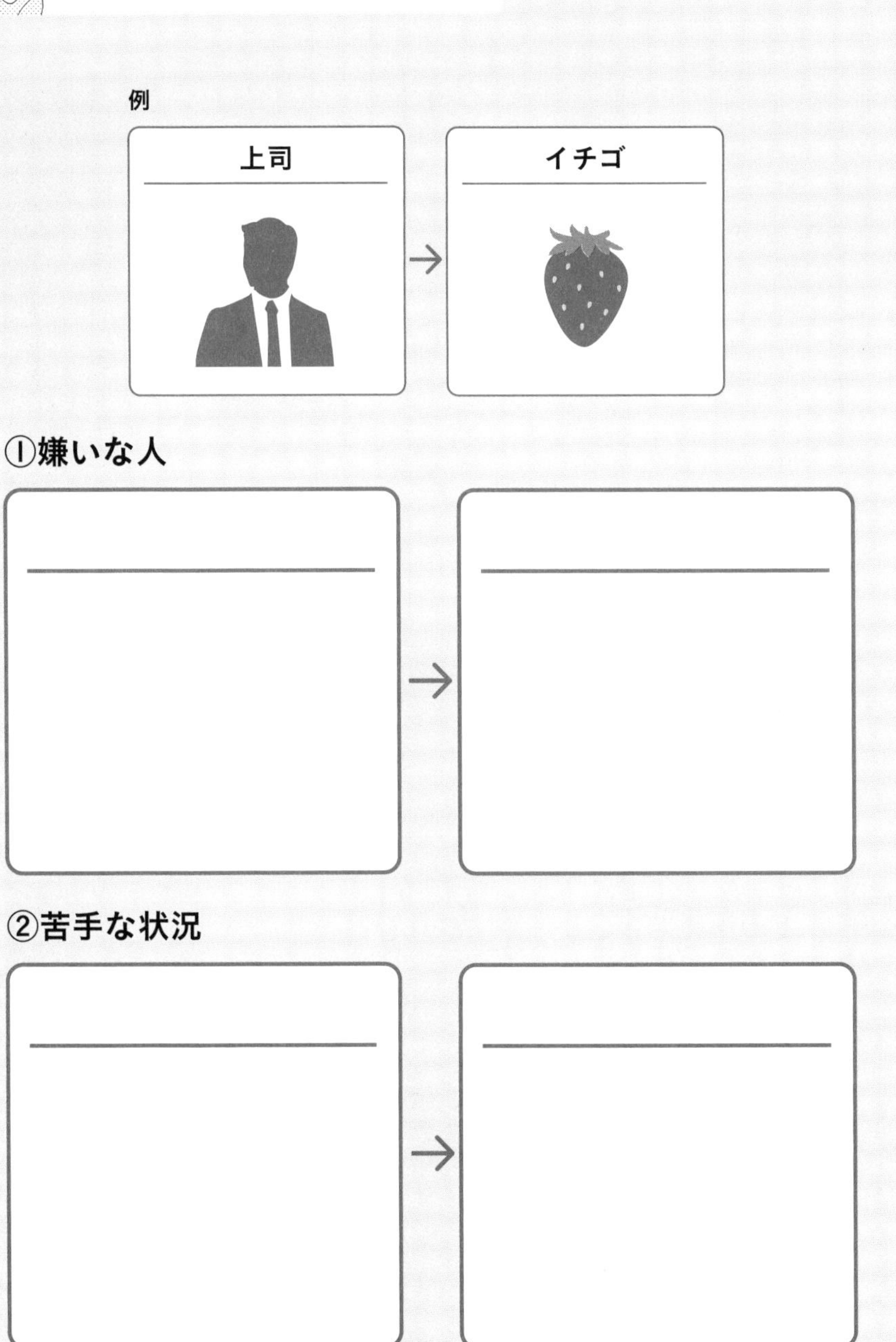
例
上司
イチゴ
①嫌いな人
②苦手な状況

イヤな気持ちを「だけど接続」で言い換えてみよう

「だけど接続」とは、あなたが抱いたイヤな気持ちをいったん受け止めた上で、すぐにプラスの気持ちに切り換える方法です。この機会にぜひ習得してください。

①あなたがここ最近でイライラした場面を1つ思い出してみてください。そのとき、心の中でつぶやいたことを左側のボックスに書き出してみてください。次に、「だけど」の後で、その場面の意味を良いように捉えて、右側のボックスに書いてみましょう。例えば、「やってられるか!……だけど……ここでやり切ればその後が楽になる」などです。

②もう1つやってみましょう。ここ最近で不安になった場面を1つ思い出してみてください。そのとき、あなたが心の中でつぶやいたことを左側のボックスに書き出してみてください。次に、「だけど」の後で、その場面を良いように捉えて、右側のボックスに書いてみましょう。例えば、「無理かもしれない……だけど……これを乗り越えたら実力がつく」などです。不安になっている親友を思い切り励ますつもりでやってみましょう。

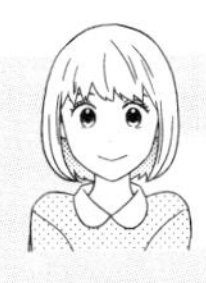

例

突然、仕事が 2倍に増えた ――― やってられるか！	→ だけど	ここで やり切れば その後が楽になる

①イライラ

 ――― 	→ だけど	

②不安

 ――― 	→ だけど	

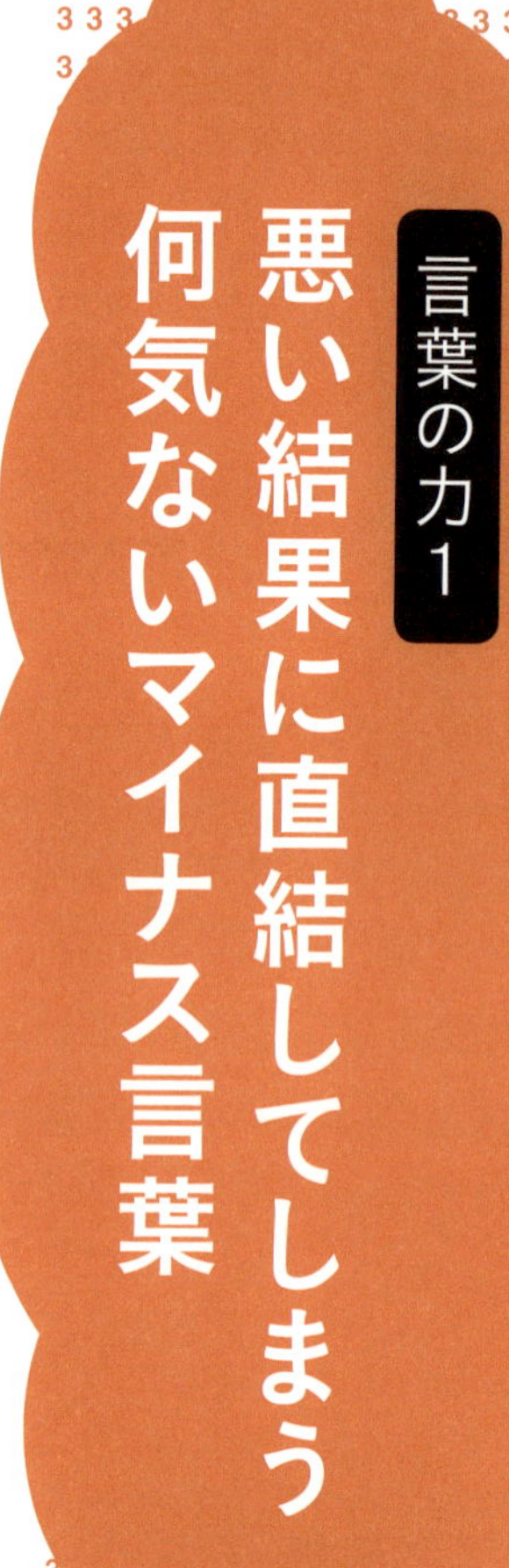

言葉の力1
悪い結果に直結してしまう何気ないマイナス言葉

「絶対にやらないでくださいね！」と強く念押しをした上で、この話を進めます。

あなたが「プチうつになりたい」と思ったら、実際になるのは簡単ですよ、という話です。

ことあるごとに「ダメ」「無理」「最悪」と言い続けるのです。そうすれば、あなたは1週間もすれば、プチうつになってしまいます。


あなたが「ダメ」「無理」「最悪」と言った瞬間、その「出力」はあなたの脳に「再入力」されます。すると、あなたの脳は過去に「ダメ」「無理」「最悪」と経験したすべての記憶を、グーグルにまさるスピードで検索します。そして、その過去のマイナスの記憶を取り出して、「ね、あのとき、すごくイヤな気持ちになりましたよね？　こんな感じでしたよね？」と、そのときの気分を味わわせてくれようとするのです。そして脳は、指先から足先まで一瞬でマイナスホルモンを流し、**「あなたが『ダメ』『無理』『最悪』とおっしゃった、お望み通りの状態に心身ともに調整しましたよ」**と満足するのです。

あなたの脳に、まったく悪気はありません。

ただ、「それがあなたの望みなのですね。それじゃ、その通り実現しましょう」と無邪気に思っているだけなのです。

こんなことをしばらく続ければ、あなたは「ダメ」「無理」「最悪」な心身になります。

プチうつになるのは簡単、という意味がわかってもらえるでしょうか？

それほど、言葉の力は強力なのです。

あなたは、「言霊（ことだま）」という言葉を聞いたことがありますか？

昔の人は、「声に出した言葉には霊的な力があり、現実の事象に影響を与える」と信じていました。良い言葉を発すれば良いことが起こり、不吉な言葉を発すれば悪いことが起きる――そう考えたのです。そして、不吉な言葉を使わないようにしてきたのです。

日常の中では「忌み言葉」として知られていますね。例えば、「終わる」という言葉は縁起が悪いので、結婚式の披露宴では「お開き」という言葉を使います。また、「切る」という言葉も縁起が悪いので、「ウエディングケーキを切る」とは表現しません。「ウエディングケーキに入刀する」などと言い換えているのです。

言霊の考え方は、脳トレーニング理論に照らし合わせて考えてみても、非常に理にかなっています。

昔の人は、言葉の強力なパワーを体験的に知っていたのです。

マイナス言葉がもたらすマイナスパワーという意味では、謙遜もそれにあたります。

ここで、あなたに問題です。

例えば、素晴らしい仕事をして「よくやったね」「素晴らしい出来映えだね」などと周りの人からほめられたとします。そのとき「いえいえ、自分なんて全然ダメですよ。こんなのはたまたまです、まぐれですよ」などと謙遜するとどうなると思いますか?

もうおわかりですね。脳はその通り、「いつもはダメで、今回はたまたまのまぐれ」だという状態を実現しようと必死に頑張ってしまうのです。

謙遜言葉を素晴らしいことのように勘違いしている人がいます。謙遜は、自分にとってのダメ出しでしかありません。もちろん慢心はいけませんが、謙遜は決してする必要がないのです。

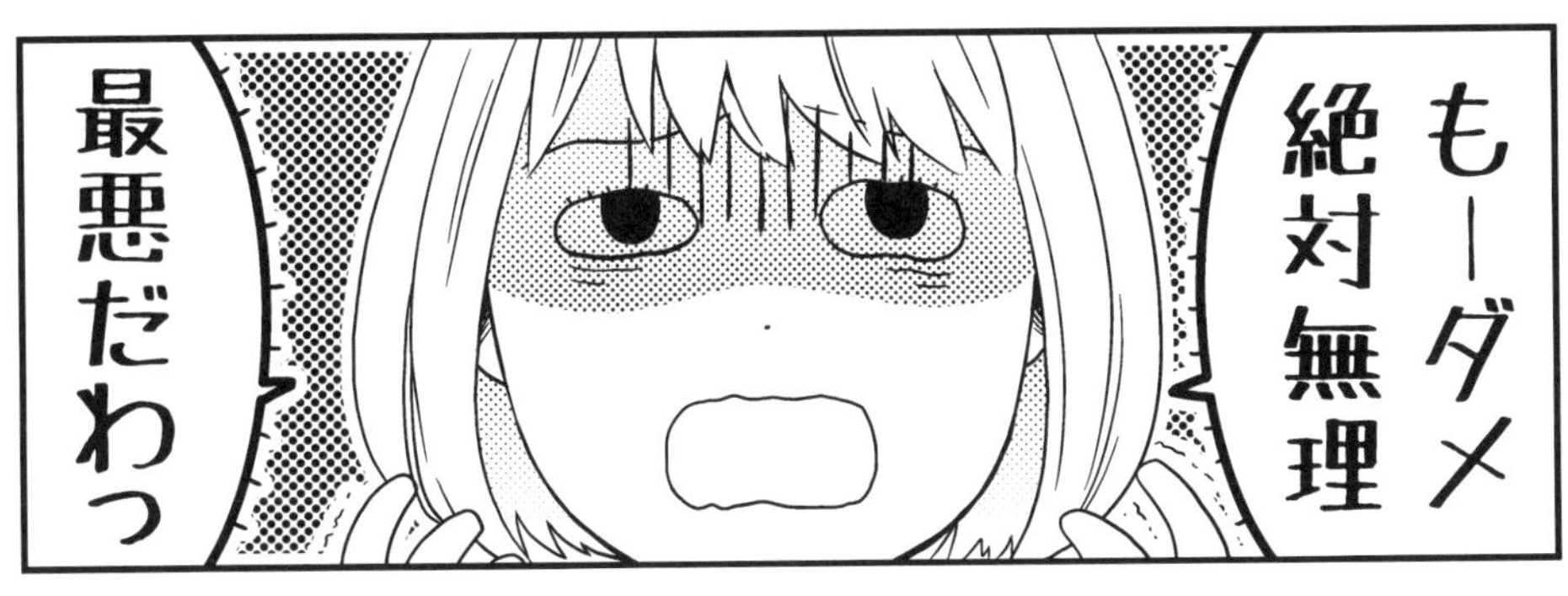
もーダメ
絶対無理
最悪だわっ

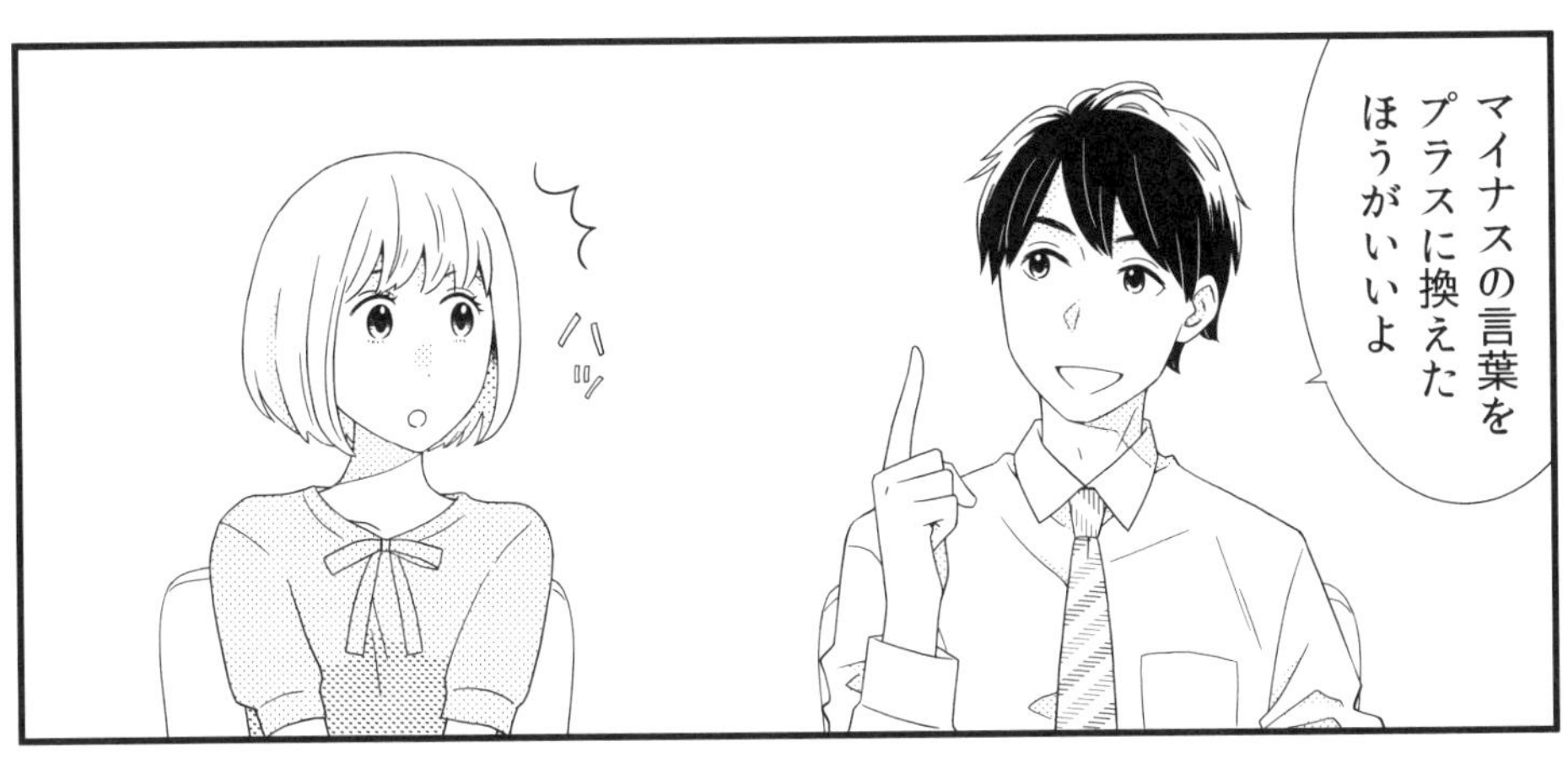
マイナスの言葉を
プラスに換えた
ほうがいいよ

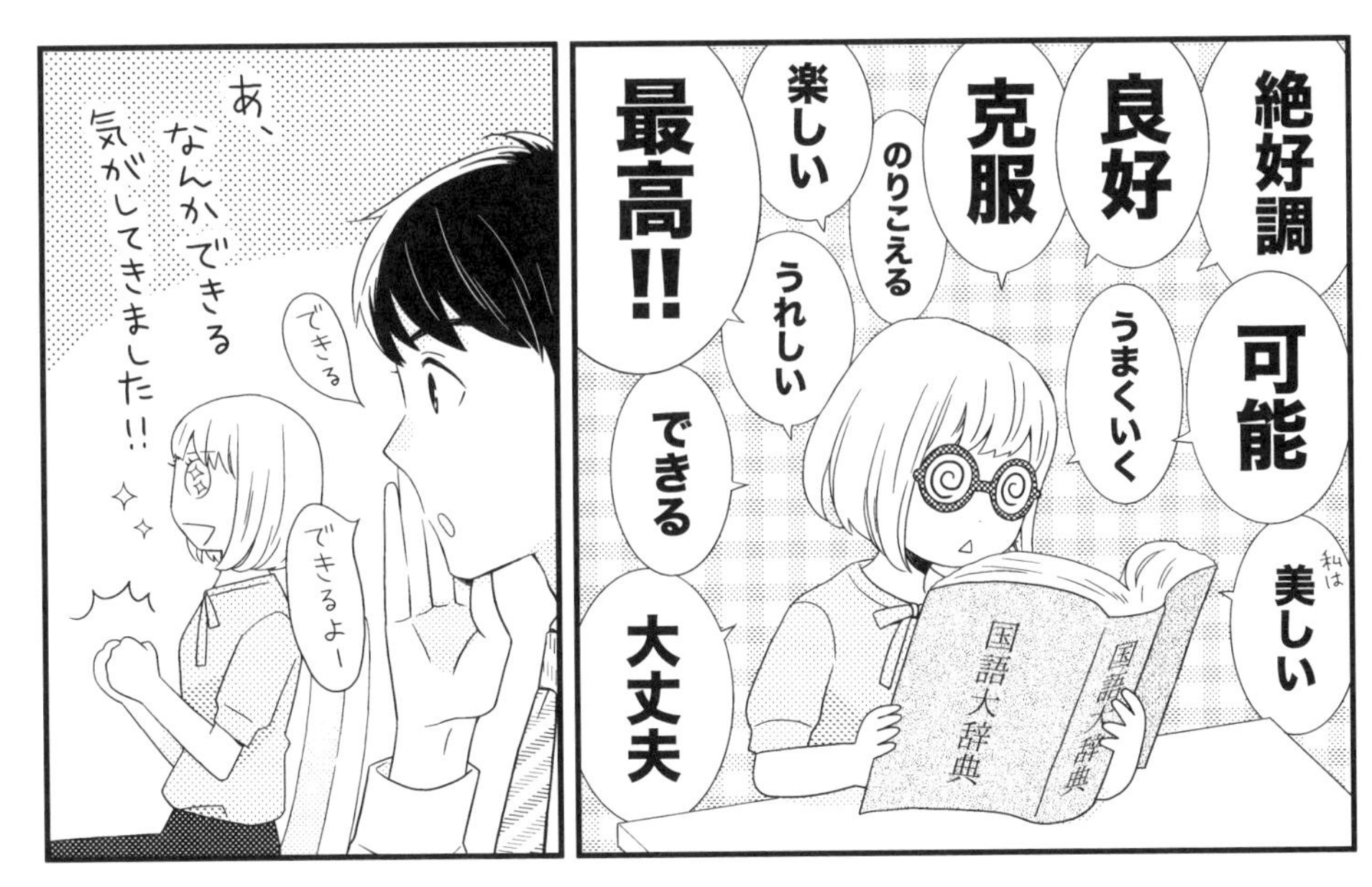
絶好調
可能
良好
うまくいく
克服
のりこえる
楽しい
うれしい
最高!!
できる
大丈夫
私は美しい
国語大辞典
国語大辞典
あ、
なんかできる
気がしてきました!!
できる
できるよー

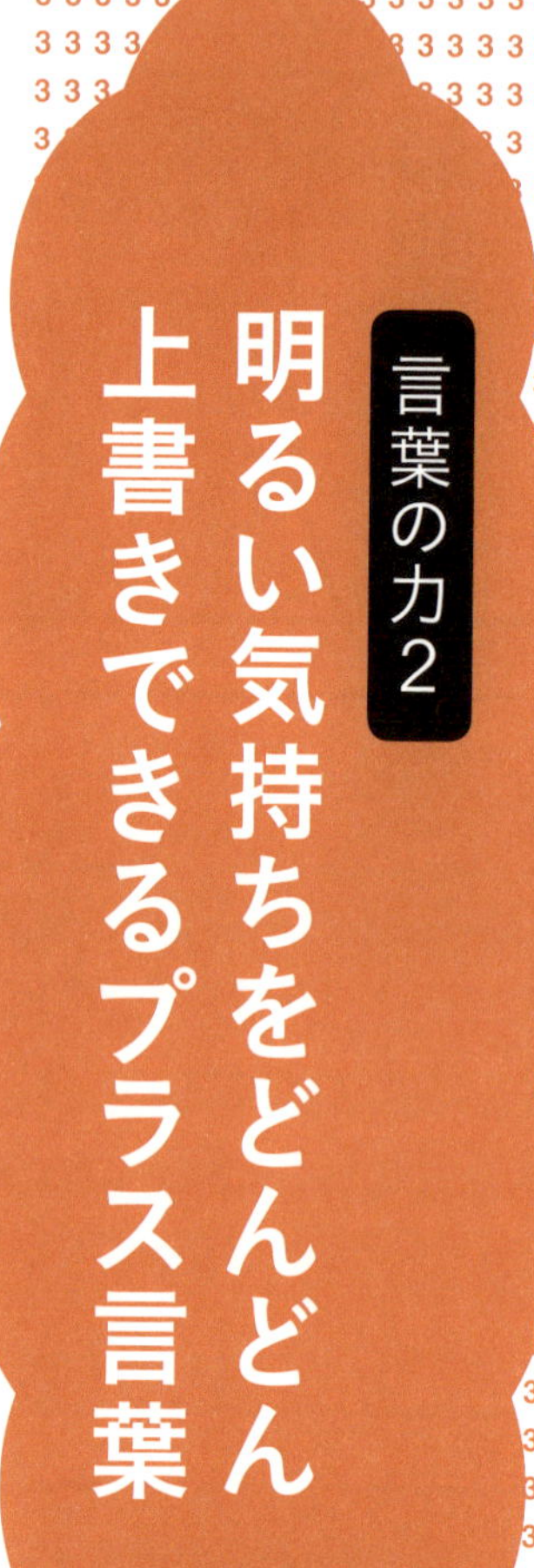

言葉の力2

明るい気持ちをどんどん上書きできるプラス言葉

「ダメ」「無理」「最悪」が引き起こすプチうつ症状は、マイナス言葉の負の力です。ということは、プラス言葉には当然、プラス状態を実現させる大きな力があります。たとえあなたがイヤな気持ちを持っていても、とにかく瞬時に「イイ気分だ」という言葉を口にすればイイ気分になるのです。

イヤな気持ちが、「イイ気分だ」というプラス言葉によって、打ち消され、「上書き」されるからです。

私たちはよく独り言を言いますよね。ある場面で思わず口にしてしまったり、無意識のうちにつぶやいてしまう独り言は、誰でも口にしたことがあるはずです。

独り言のことをスポーツメンタルの分野では**「セルフトーク」**と呼びます。このセルフトークがいかに私たちの心を支配し、影響を与えているかを調べた実験があります。

実験の中身は、こういったものです。

ゴルフの選手を集めて2つのグループに分ける。1つのグループには競技中、「いいぞ」「今日は絶好調だ」「大丈夫だ」など、何でもいいのでプラス言葉のセルフトークをしてもらう。

もう一方のグループには、逆に「しまった」「ダメに決まっている」「うまくいくはずがない」など、マイナス言葉のセルフトークをしながら、競技をしてもらう。

ここで重要なのは、実際にそう思うかは別として、とにかくそうしてもらったという点です。

成績には、明らかな違いが表れました。プラス言葉のセルフトークをしていたグループのほうが正確さや安定度が増し、良いスコアを残せたのです。

言葉の力 練習ワーク

マイナスの言葉をプラスに換えて話そう

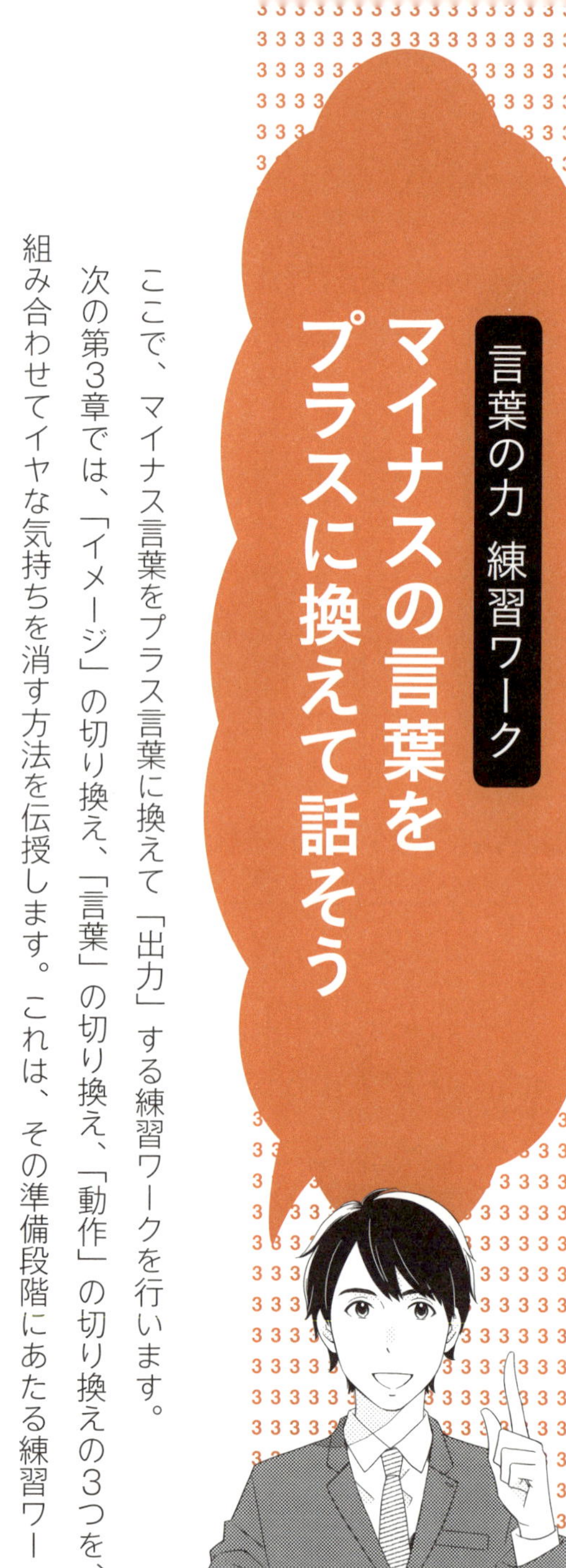

ここで、マイナス言葉をプラス言葉に換えて「出力」する練習ワークを行います。

次の第3章では、「イメージ」の切り換え、「言葉」の切り換え、「動作」の切り換えの3つを、組み合わせてイヤな気持ちを消す方法を伝授します。これは、その準備段階にあたる練習ワークです。

練習ワーク1では、自分がよく使う「マイナス言葉」を「プラス言葉」に言い換えてみます。

練習ワーク2では、「プラスイメージ漢字」＋「だから必ずうまくいく！」と発声する練習をします。明るい未来を感じさせる漢字と断定言葉を組み合わせて使うのです。

マイナス言葉をプラス言葉に換えて「出力」するとは、いったいどういうことなのか、その感覚を、これらの2つの練習ワークでつかみましょう。

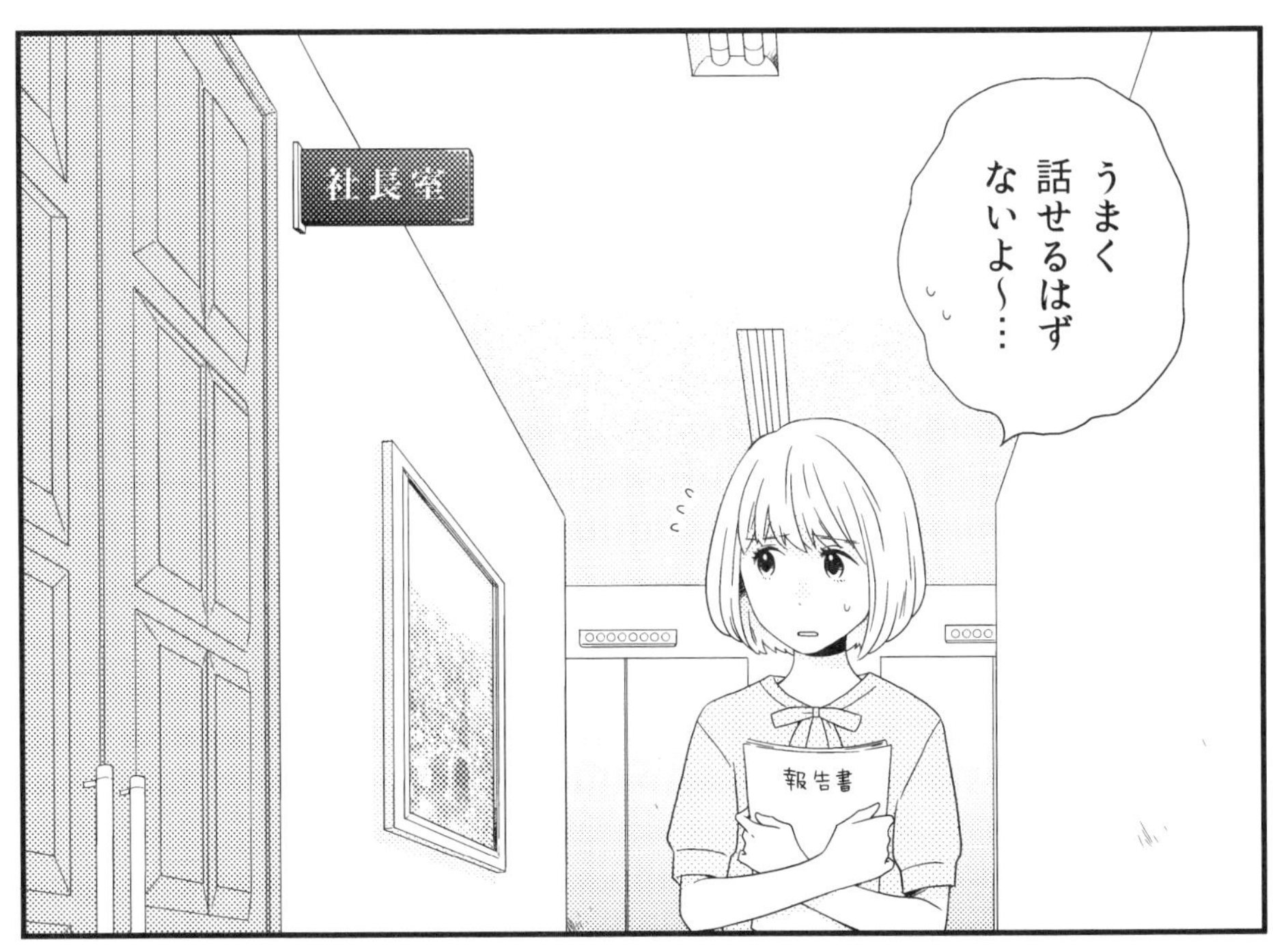

社長室
うまく話せるはずないよ〜…
報告書

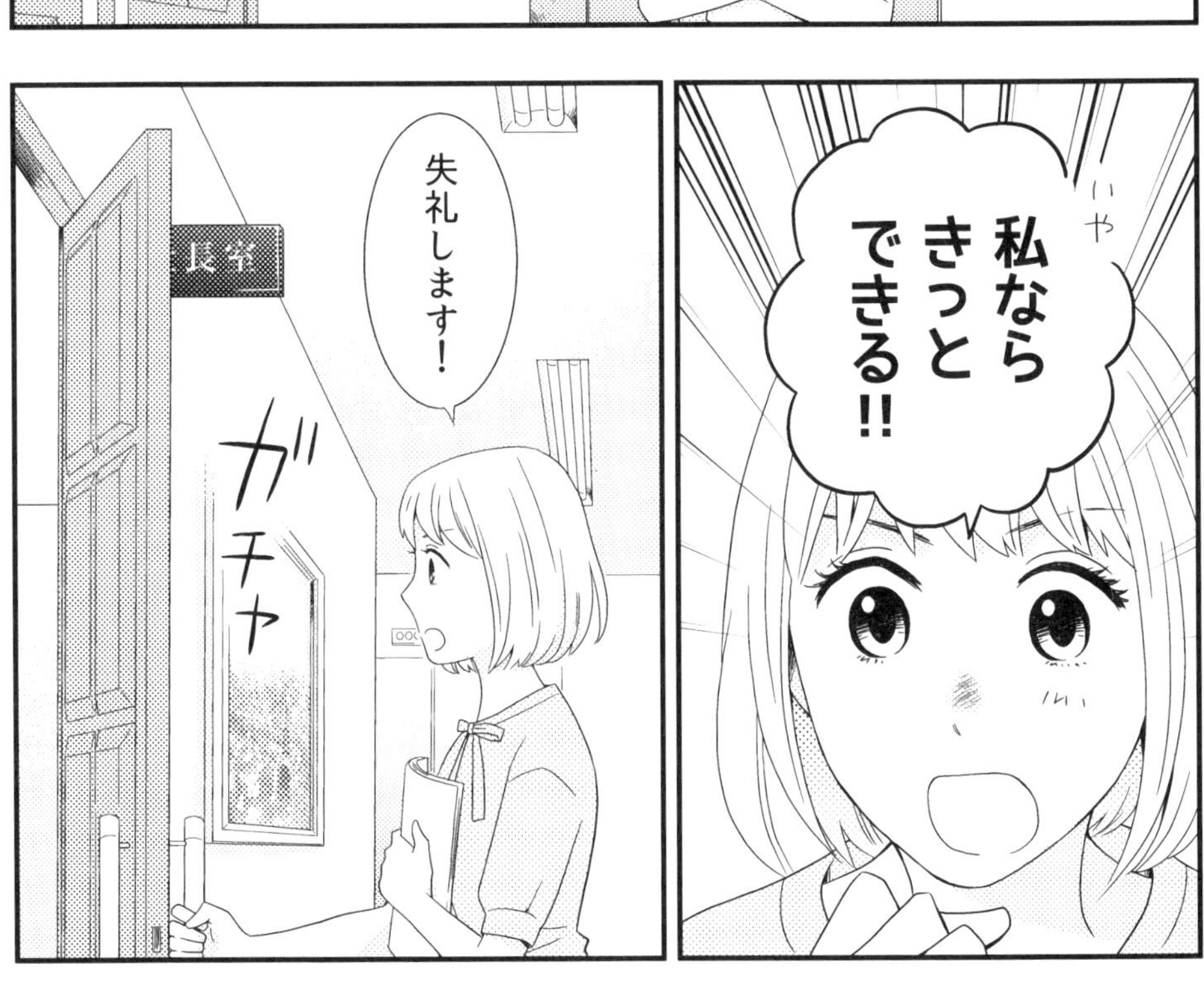

いや
私ならきっとできる!!
失礼します!
ガチャ

言葉の力 練習ワーク1

マイナス言葉をプラス言葉に言い換えてみよう

「仕事(=本当はやりたくない)」「月曜日(=会社に行きたくない)」などと、あなたが無意識のうちにマイナス感情を乗せてしまっている言葉もあります。それらを前向きな言葉に置き換えることで、あなたの苦手意識をなくすことができます。

①あなたが何となく苦手意識を持っている言葉を7つ、その言葉に抱いている感情とあわせて、左の欄に書き出してみてください。「残業/早く帰りたい」「会議/長くてつまらない」「資格取得/とにかく大変」「プレゼン/緊張する」などです。

②それらの言葉を、前向きな言葉に言い換えて、それぞれ右の欄に書き出してみましょう。例えば、「残業→仕上げ」「会議→意見交換会」「資格取得→能力向上の証」「プレゼン→物語の始まり」などです。とにかく楽しく、前向きにトライしてみてください。親友を励ますつもりで、うまい言い換えを考えてみましょう。

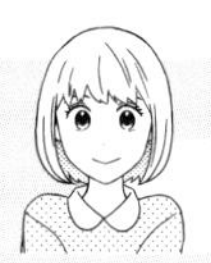

言葉の力　練習ワーク1

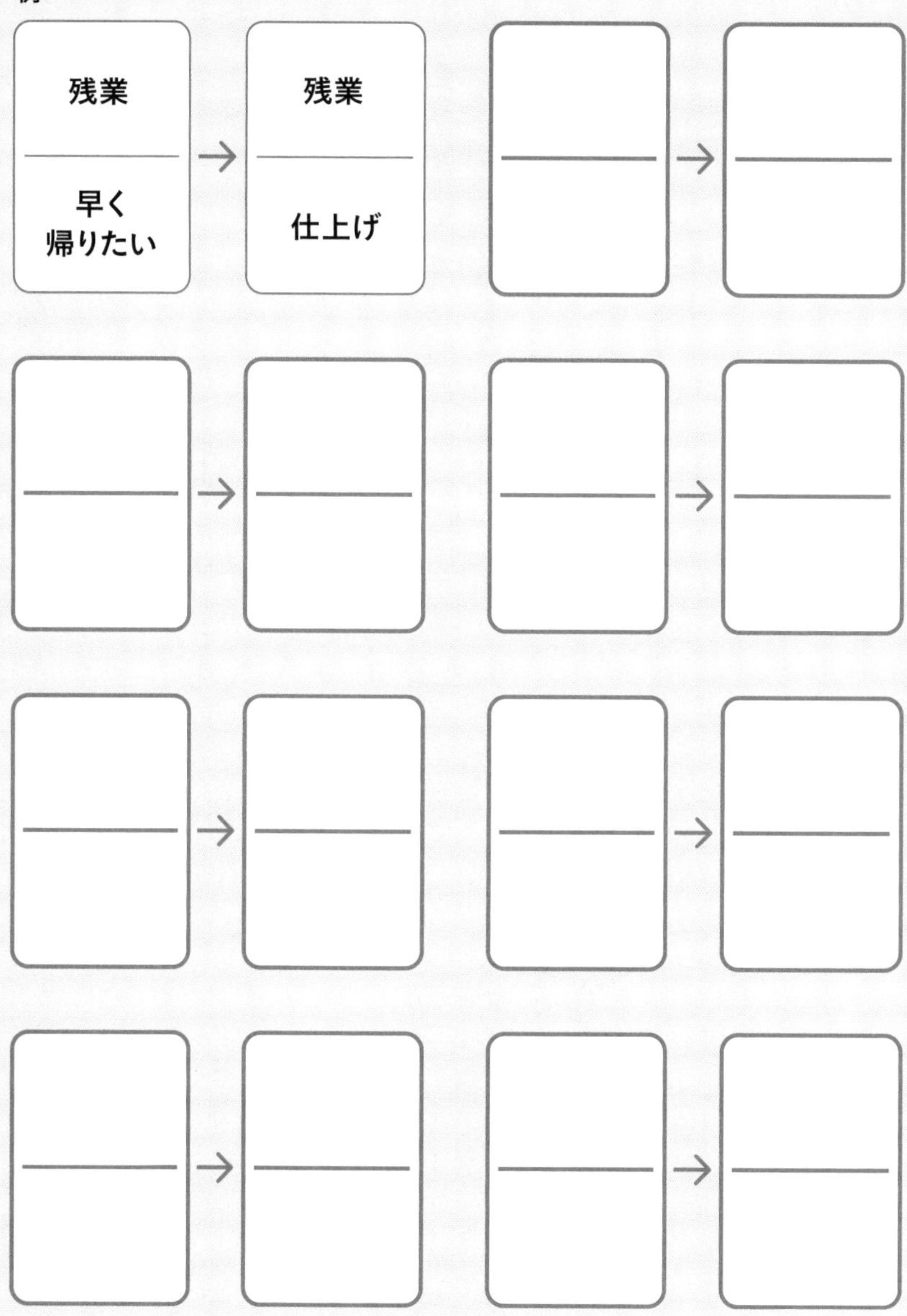

言葉の力 練習ワーク2

「プラスイメージ漢字」+「だから必ずうまくいく!」を発声してみよう

「プラスイメージ漢字」とは、あなたの気持ちを上げてくれる漢字のことです。例えば、鳥が空へ羽ばたいていくイメージが浮かぶ「翔(しょう)」という漢字などです。そういった漢字の発音と、「だから必ずうまくいく!」という断定言葉をつなげて口にします。

①あなたが好きな漢字を1つ選んでみましょう。明るい未来をイメージさせ、発音しやすい漢字を選んで、左の欄に大きく書いてください。「翔」「明」など1文字でも構いませんし、「笑顔」「誠実」などの単語でもOKです。あなたの氏名にある漢字でお気に入りのものがあれば、それは愛着のある漢字なのでおすすめです。また、「最幸(さいこう)」「常笑(じょうしょう)」のような造語を使うと、さらに効果が高まります。この機会に造ってみてもいいでしょう。

さあ、決まりましたか? それが、あなたの良い未来へのブリッジとなる「プラスイメージ漢字」となります。

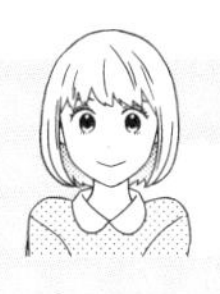

②次に、①で選んだ「プラスイメージ漢字」に、「だから必ずうまくいく！」という断定言葉をつけ加えて発音してみましょう。「翔」を選んだ場合は、「しょう、だから必ずうまくいく！」と発声します。「笑顔」を選んだ場合は、「えがお、だから必ずうまくいく！」と発声します。「最幸」を選んだ場合は、「さいこう、だから必ずうまくいく！」と発声します。これを3回繰り返します。

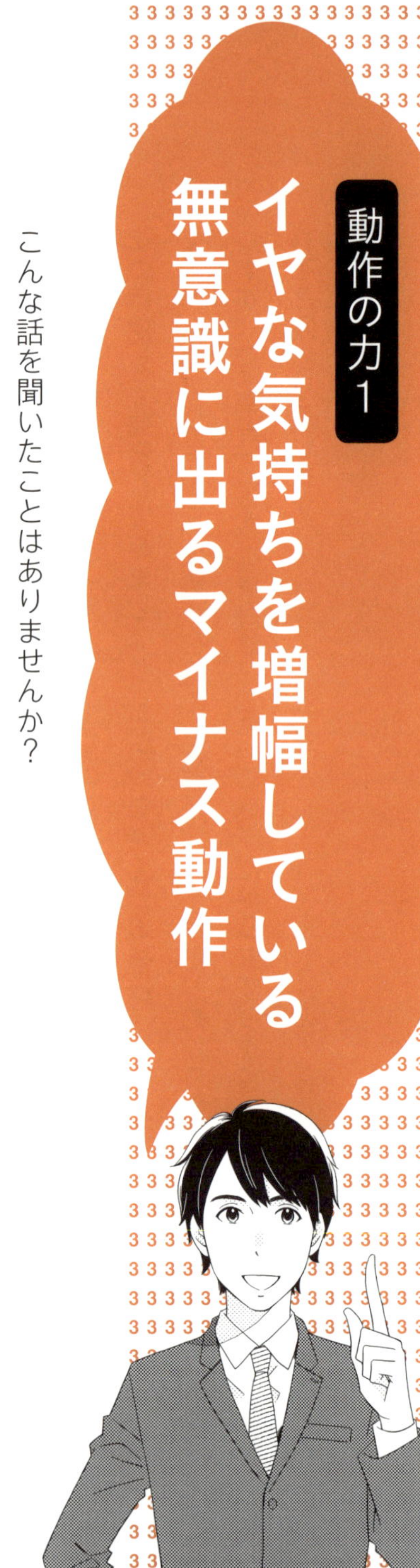

動作の力1
イヤな気持ちを増幅している無意識に出るマイナス動作

こんな話を聞いたことはありませんか？

「悲しいときには、無理にでも笑ってごらん。そうすると悲しみが薄れてくるから」

不思議なもので、悲しみは本当に薄れてくるのです。

なぜか？

笑うことにより、口角がキュッと上がり、頬の筋肉が刺激されます。これに脳が反応して、マイナス感情がプラス感情に変わるからです。

つまり私たちは、笑いながら悲しみ続けることはできません。人間の感情は、動作と密接に結びついているのです。

他の動作についても、同じことが言えます。

私たちは、空を見上げながら悲しみ続けることはできません。なぜなら、上を向く動作は、気持ちが明るくなる動作だからです。坂本九さんの名曲『上を向いて歩こう』は、悲しみを癒やすのに最高のアイデアを提示しているのです。

逆もしかりです。私たちは、肩をがっくり落とし、うつむきながら、元気になることはできません。体を丸め、下を向く動作は、気持ちが暗くなる動作だからです。

このように、動作（ポーズや姿勢や表情）は、私たちの感情に強烈な影響力を持っています。ほんのちょっとした動作でも、大きな影響を与えます。

例えば、**あなたが無意識のうちに取ってしまっているマイナス動作**はありませんか？

- 残業が決まった瞬間、思わず「ハァ」とタメ息をついてしまう……。
- 面倒くさい仕事を頼まれ、思わず「チェッ」と舌打ちをしてしまう……。
- 改札でモタモタしている人を見て、思わず眉間にしわを寄せてしまう……。
- 誰かに腹が立っているとき、わざとその人を視界に入れないように行動してしまう……。
- 電話の内容に腹が立ち、思わずガチャンと乱暴に電話を切ってしまう……。
- あまりうれしくないメールを、ブスッとした表情で、頬杖をつきながら読んでしまう……。
- 相手に変な指示を出された瞬間、思わず相手をニラんでしまう……。

・誰かに怒られてヘコんだ瞬間、思わず下を向き、顔をしかめてしまう……。
・緊張や不安でいっぱいになったとき、思わずキョロキョロしてしまう……。

いかがですか？　誰にでも、1つや2つ思い当たるマイナス動作があるはずです。

けれども、残念ながら、そのマイナス動作はイヤな気持ちを消してはくれません。それどころか、**あなたのイヤな気持ちをあなたの脳に何度も確認させ、あなたをますますイヤな気持ちにさせるだけ**なのです。

ここで注意したいことが2つあります。

1つは、言葉やイメージと比較すると、動作というのは**自覚しにくい**ものだという点です。今、自分の表情がどうなっているか、今自分がどんな姿勢を取っているのか、意識を向ける習慣を身につけないと気づけないからです。

もう1つは、**周りの人にはよく見える**ということです。あなたがブスッとした表情で、頬杖をつきながらメールを読んでいれば、「ああ、あの人は今、機嫌が悪いんだな」と誰でもわかります。そして、そのイヤな気持ちは、周囲の人たちにも見事に伝播してくのです。

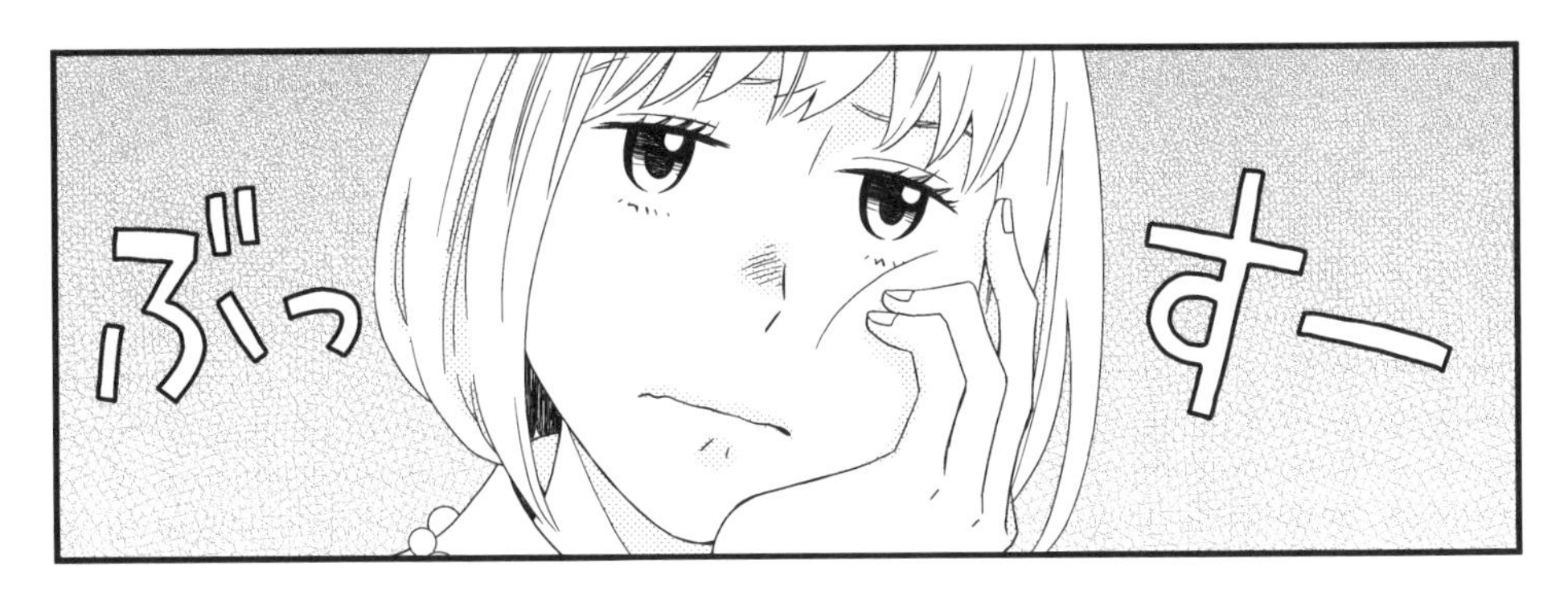
ぶっすー

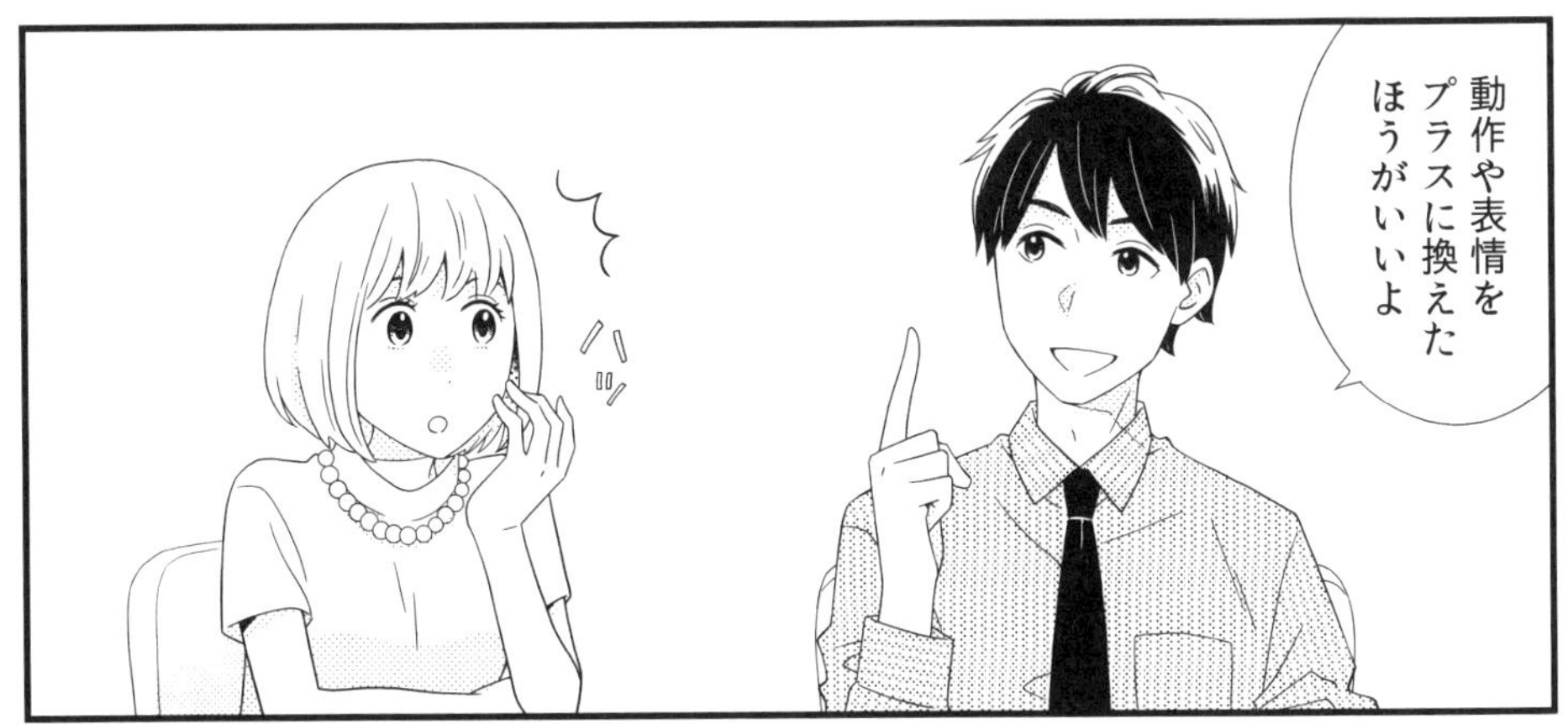
動作や表情を
プラスに換えた
ほうがいいよ

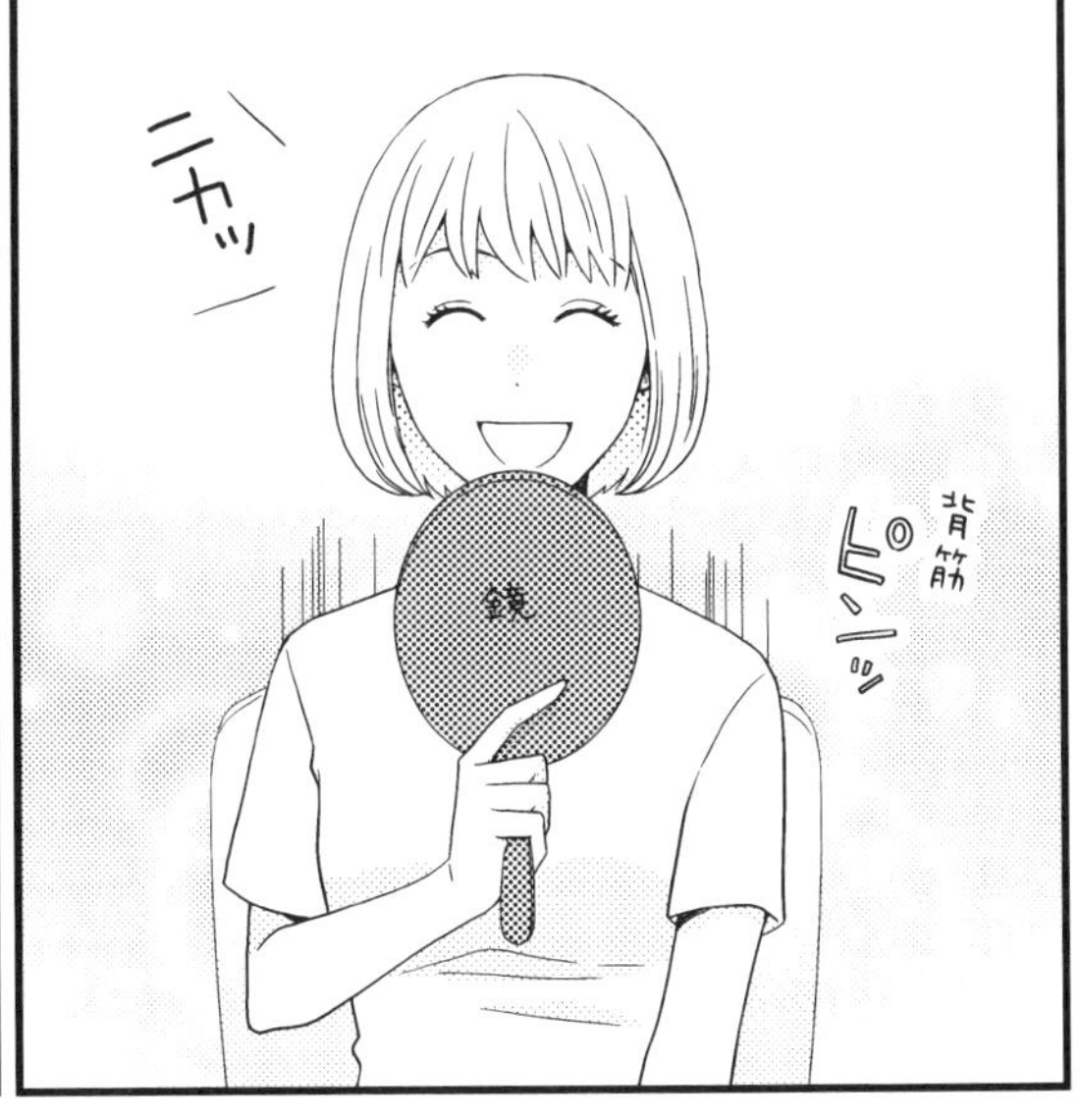
ニカッ
背筋ピンッ
鏡

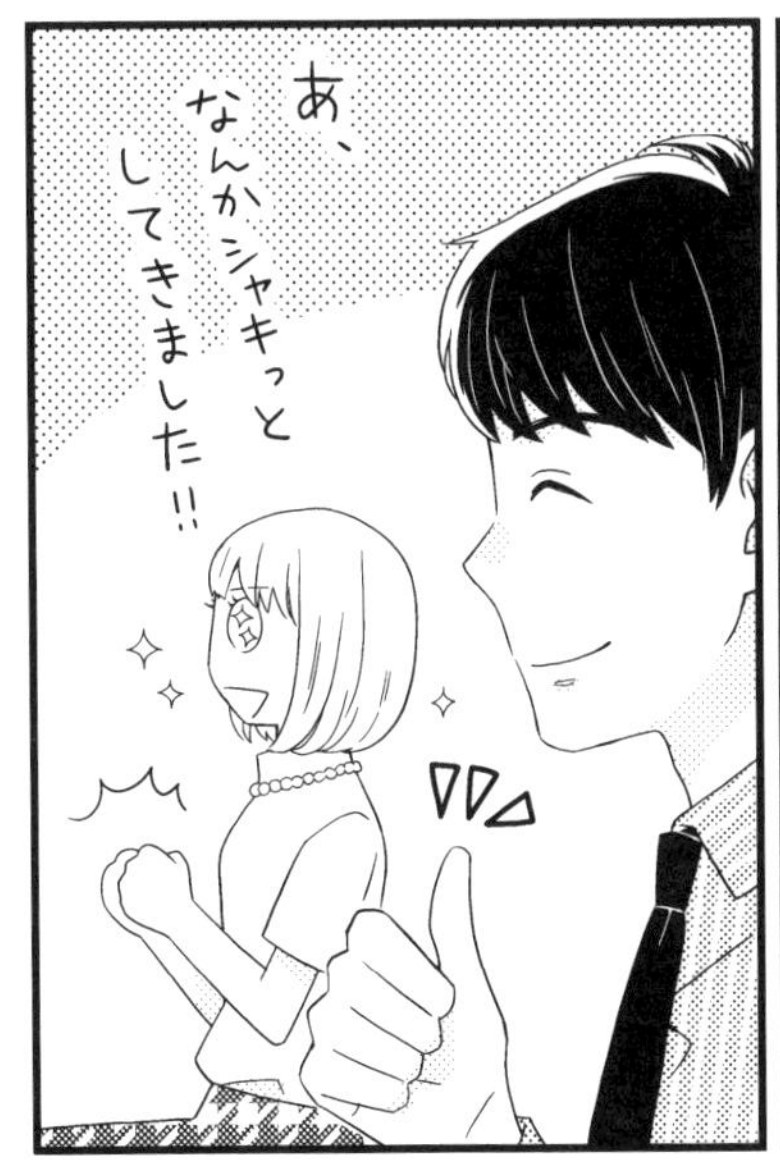
あ、
なんかシャキっと
してきました!!

動作の力2

気持ちは追いつかなくても望んだ状態にするプラス動作

ハイタッチという動作があります。東京マラソンなどの各地の市民マラソン大会で、沿道で応援する人がランナーに対して、「頑張って」と言いながらハイタッチをしている光景を見たことがありませんか？

ハイタッチをした瞬間、ヘトヘトに疲れて今にも止まりそうだったランナーの顔に生気が戻り、急に走り出すランナーがたくさんいます。これが、動作の持つ力です。

動作には気持ちを一瞬で変える大きな力があることは、スポーツが好きな人や、スポーツを経験したことがある人ならよくわかると思います。

ためしに、力いっぱい拳を握りしめて、ガッツポーズをしてみてください。腕と手の筋肉に思い切り力を入れただけで、「やるぞ」という気分になりますよね。**筋肉の動きは、脳の動き**

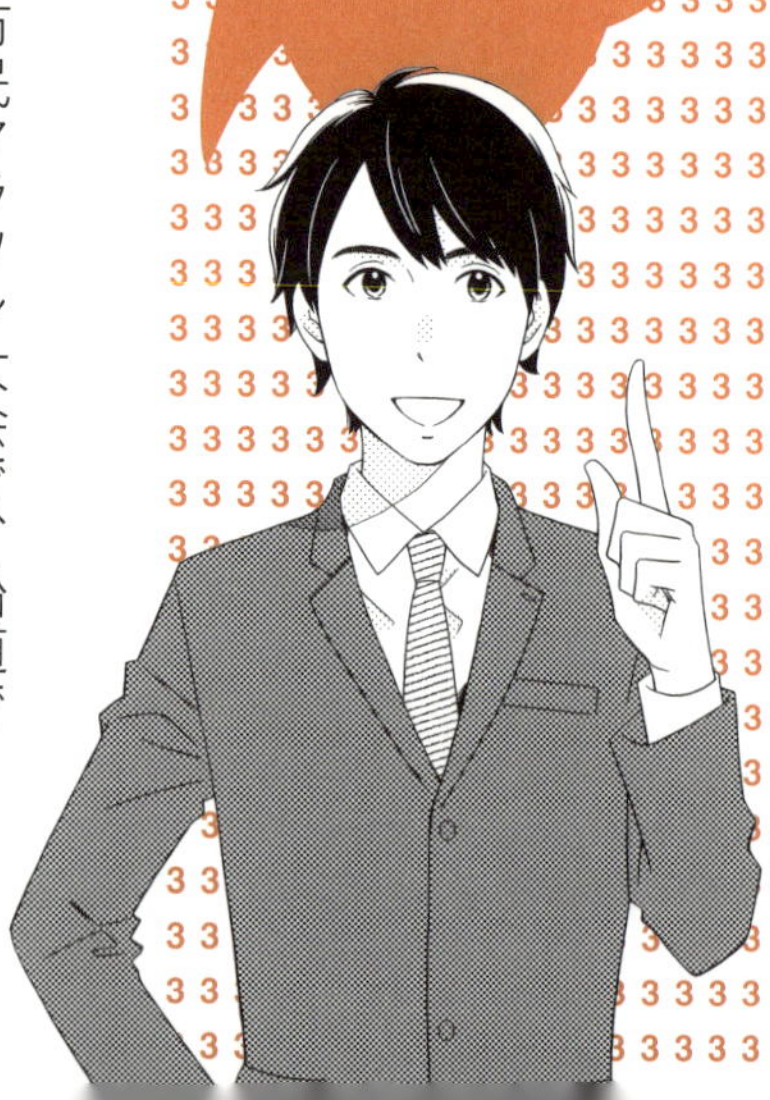

と連動しているからです。

ところで、あなたは今まで「うれしいことがあったときにガッツポーズをしてきた」のではないでしょうか？　中には「人生でガッツポーズなんてしたことないですよ」という方もいるかもしれませんね。ガッツポーズとまではいかないまでも、良いことがあったから足取りが軽くなったり、楽しかったから笑ってきたのだと思います。

これからは、違います。後先を逆にするのです。

つまり、**「動作が先、気持ちが後」**です。

得点が決まったから、ガッツポーズをするのではなく、先にガッツポーズをしてしまう。そして、得点を取るのにふさわしい気分を先取りするのです。

足取り軽く歩いてみます。すると、良い気分になります。

まずは笑ってみます。すると、楽しくなるのです。

このように、動作の持つ強い力を使って、「イヤな状態」を「望んだ状態」に変換することができるのです。

動作の力 練習ワーク

マイナスの動作をプラスに換えて動こう

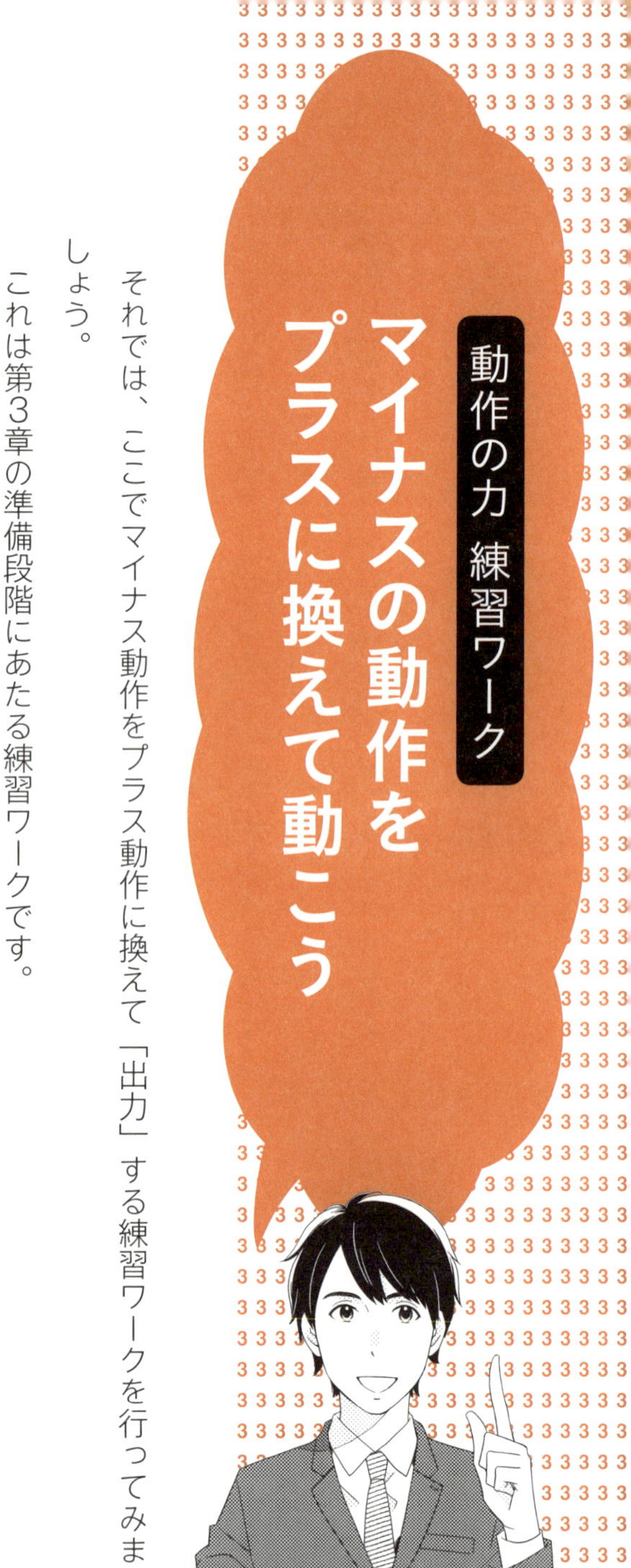

それでは、ここでマイナス動作をプラス動作に換えて「出力」する練習ワークを行ってみましょう。

これは第3章の準備段階にあたる練習ワークです。

練習ワーク1では、「ニコッと笑顔！」で、あなたの状態を切り換えてみます。

練習ワーク2では、「お約束ポーズ」をつくってみます。例えば、「拳を握って空に向かって突き出せば、自分は必ず元気になれる」というお約束を決めます。「自分がそうなれる」と思えるポーズを自分の中で探してみて、とにかくそう思い込むのです。そして、もしも落ち込んでしまったときに、そのお約束ポーズを使って、気持ちを回復させるのです。

マイナス動作をプラス動作に換えて「出力」する——。

その感覚を、これから紹介する2つの練習ワークでつかみましょう。

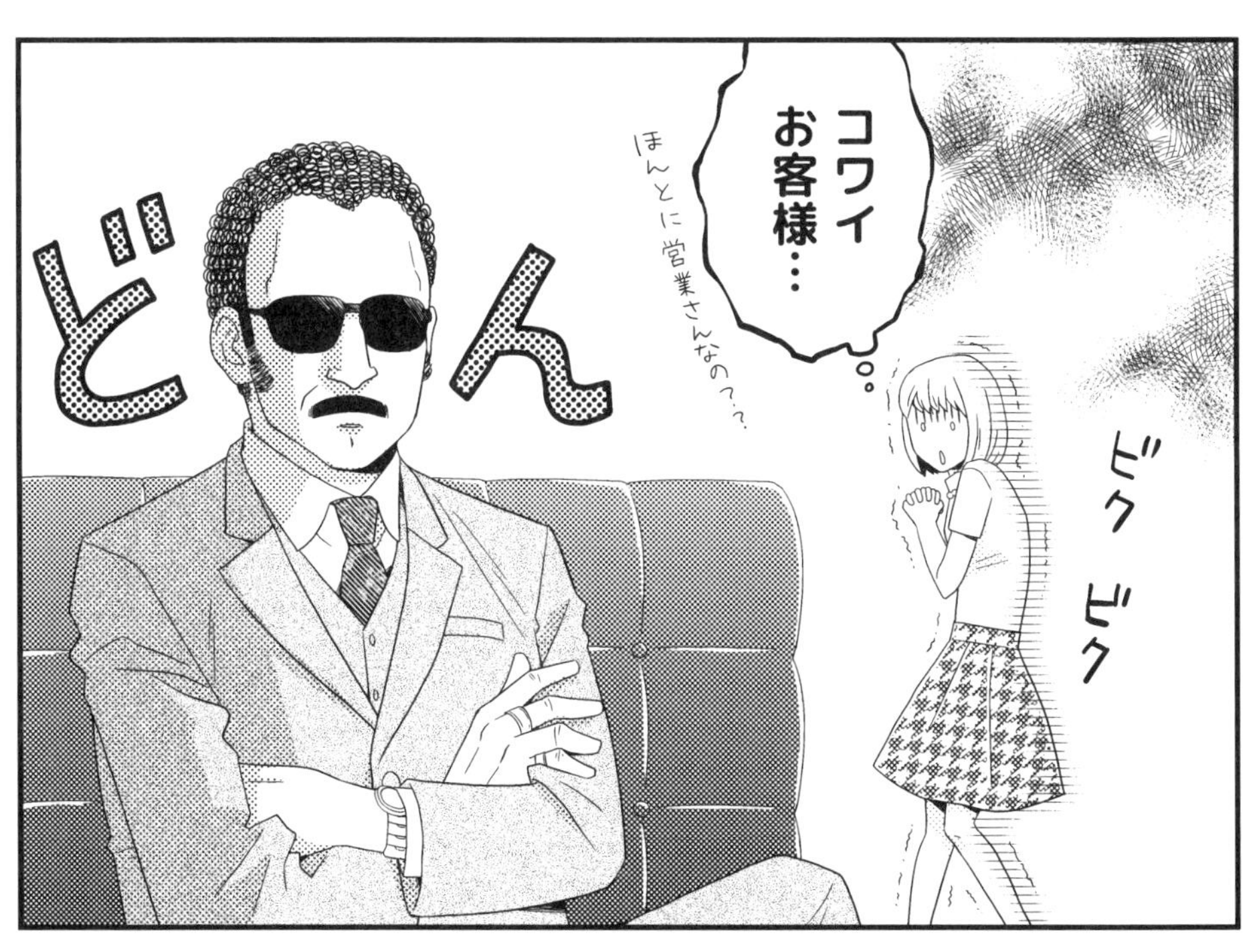
どん
コワイお客様・・・
ほんとに営業さんなの？？
ビク ビク

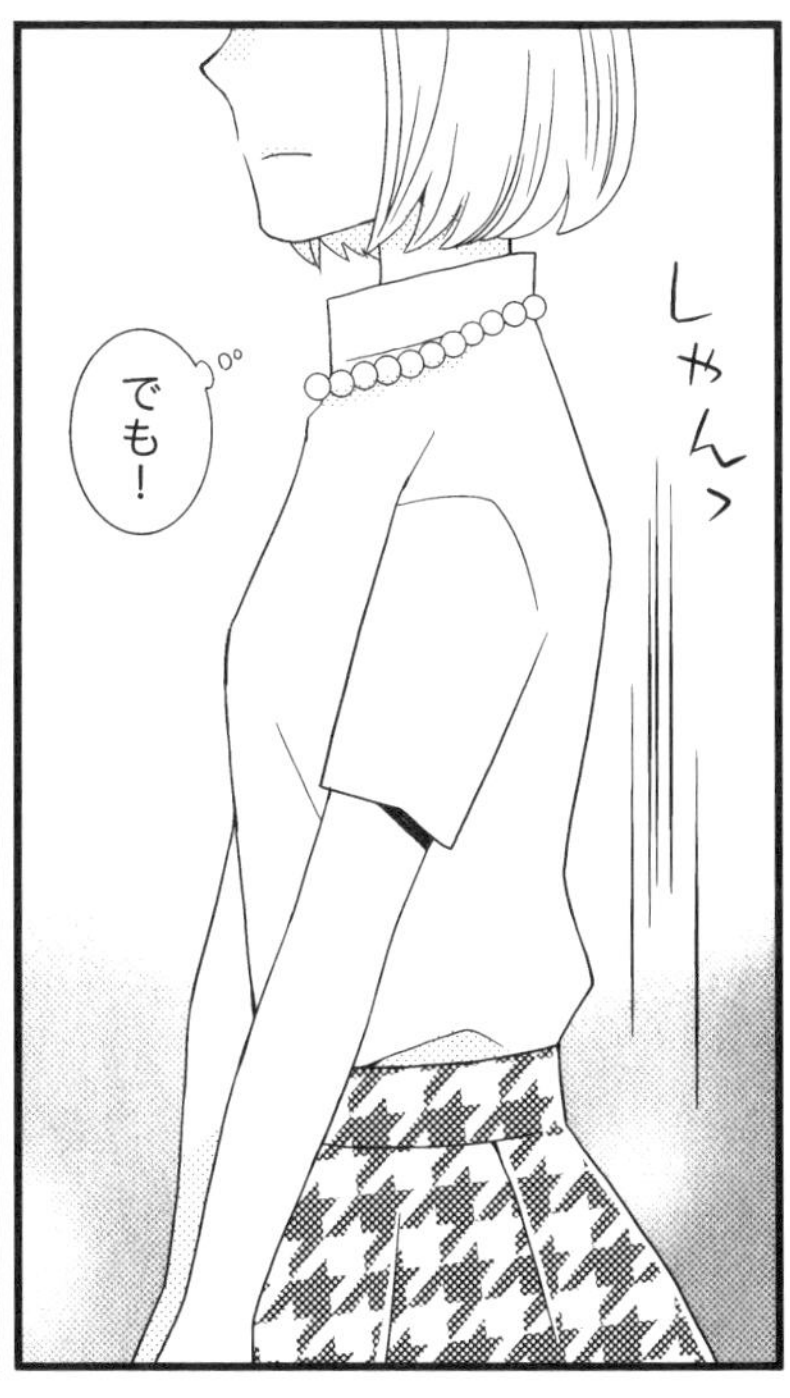
しゃんっ
でも！

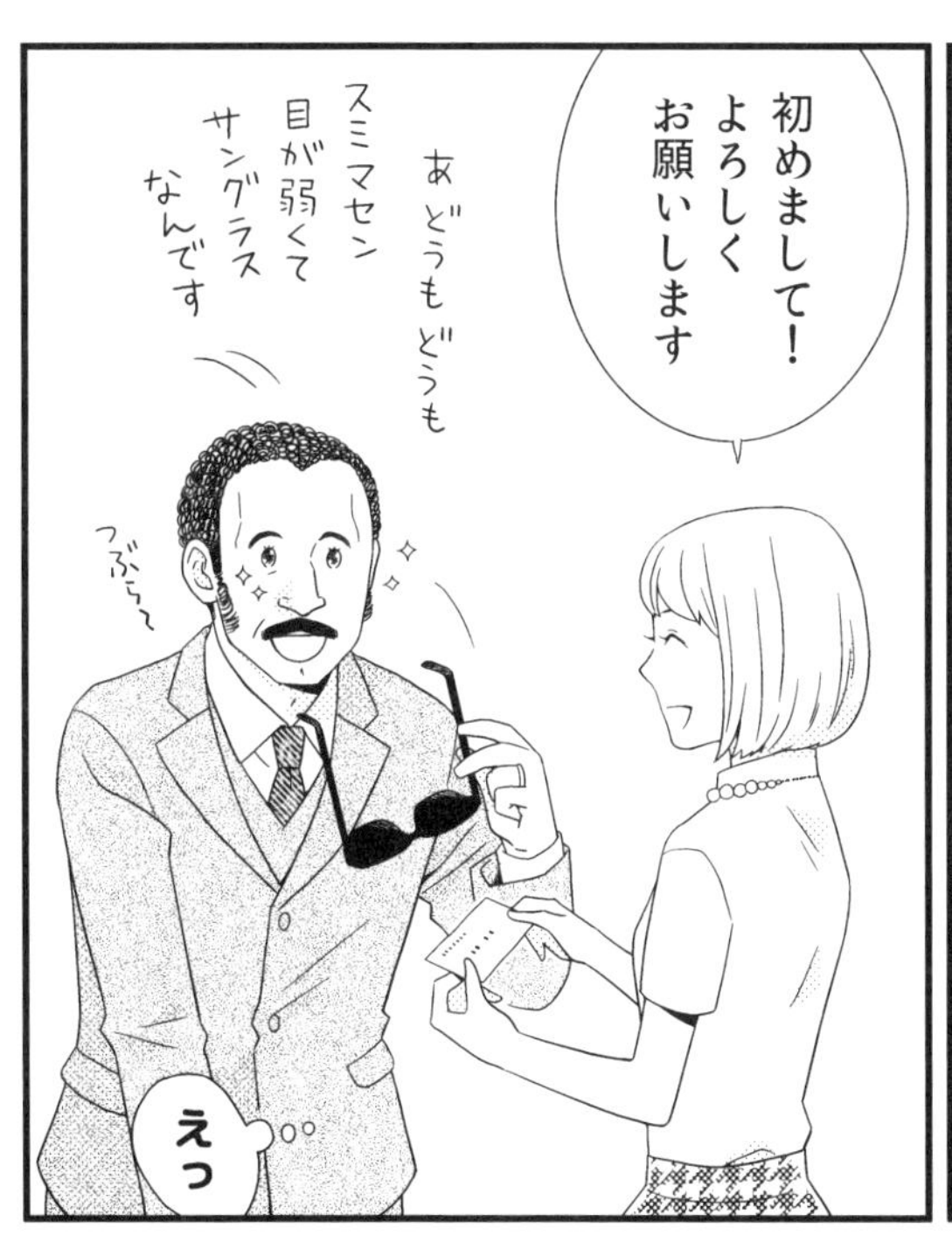
初めまして！よろしくお願いします
あどうもどうも
スミマセン目が弱くてサングラスなんです
つぶらっ
えっ

動作の力 練習ワーク1

「ニコッと笑顔！」で状態を切り換えてみよう

暗い表情をできるだけ早く笑顔に切り換える感覚を体得しましょう。イライラ、緊張、落ち込みの3つのイヤな気持ちで練習してみます。たくさん練習して自分のものにできれば、きっと役に立つはずです。

イライラから笑顔

①最近ちょっとイライラしたときのことを思い出しながら、眉間にしわを寄せてみてください。そして5秒間静止します。

②その表情から、ゆっくりと口角を上げ、白い歯が見えるくらい口を開けて横に広げます。そのまま静止してください（5秒）。

③次は「眉間にしわを寄せる」→「口角を上げ、白い歯が見えるくらい口を開けて横に広げる」（1秒間）で切り換える動作を3セット行います。

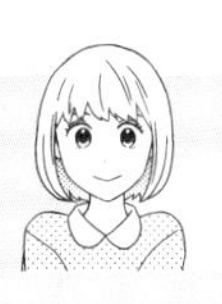

緊張から笑顔

①最近ちょっと緊張したときのことを思い出しながら、肩に力を入れ、全身をできるだけ硬直させてみてください。そして5秒間静止します。

②その状態から、今度はゆっくりと口角を上げ、白い歯が見えるくらい口を開けて横に広げます。そのまま静止してください（5秒）。

③次は「肩に力を入れ、全身をできるだけ硬直させる」→「口角を上げ、白い歯が見えるくらい口を開けて横に広げる」（1秒間）で切り換える動作を3セット行います。

落ち込みから笑顔

①最近ちょっと落ち込んだときのことを思い出しながら、肩を落とし、首をうなだれてみてください。そして5秒間静止します。

②その状態から、今度はゆっくりと口角を上げ、白い歯が見えるくらい口を開けて横に広げます。そのまま静止してください（5秒）。

③次は「肩を落とし、首をうなだれる」→「口角を上げ、白い歯が見えるくらい口を開けて横に広げる」（1秒間）で切り換える動作を3セット行います。

動作の力 練習ワーク2

自分だけの「お約束ポーズ」をつくってみよう

「お約束ポーズ」とは、「イヤな気持ちになっても、このポーズを取れば元気になれる」というポーズのことです。あなたが元気になれるポーズを、まずは3つつくってみましょう。

①元気になれる体の使い方を知りましょう。体というのは、「小さくするよりも大きく使う」「下を向くよりも上を向く」「リラックスしたいときは体を緩める」「気合いを入れたいときは力を込める」などの特徴があります。

元気になれる体の使い方について、左に挙げたもの以外に思いついたものがあれば書き出してみましょう。

両脚を開いて立つ／ピースサイン／ガッツポーズ／力こぶをつくる／両拳を天に突き上げる／胸を張る／腰に両手を当てる／空を見上げる／心臓部分に手のひらを当てる／ファイティングポーズを取る／アゴを上げる／両方の親指を立てて「グー」とやる／100メートル走のスタートのポーズを取る……

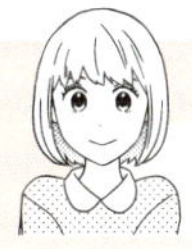

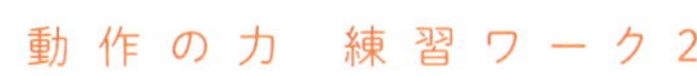

他にあれば…

②右に挙げた体の使い方を生かして、あなたが元気になれる「お約束ポーズ」を3つ考えて、そのポーズを絵に描いてみましょう。

ポーズ1

ポーズ2

ポーズ3

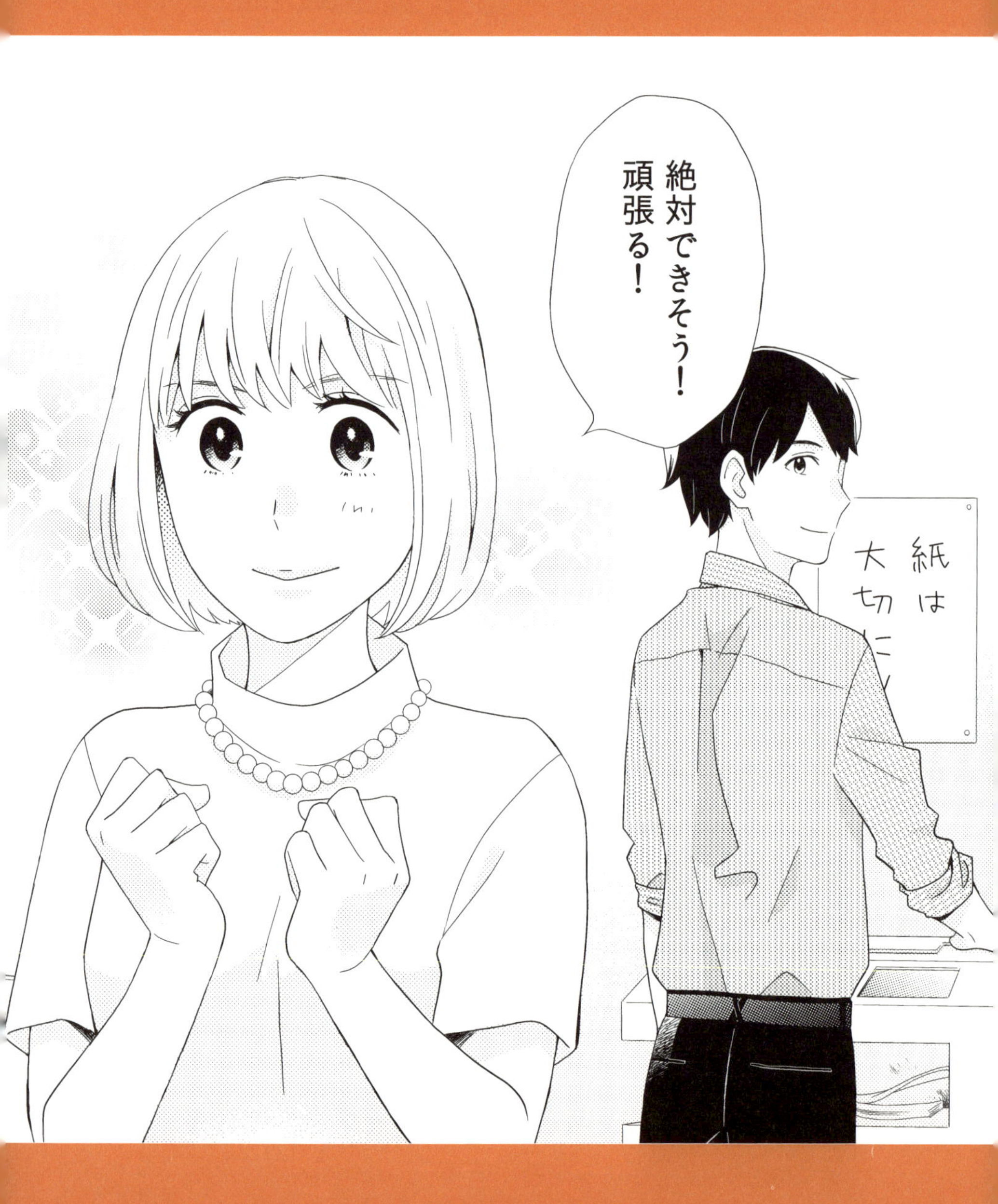
絶対できそう！頑張る！
紙は
大切

第 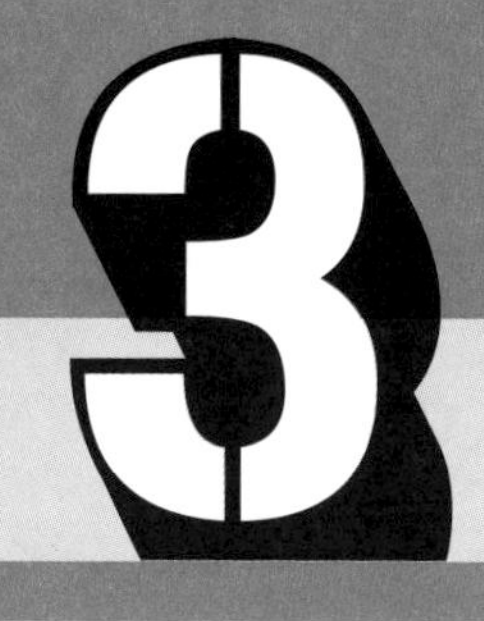 章

イヤな気持ちを3秒で消す「3秒ルール」のつくり方

いよいよ本書の核となる章に入ります。これまで学んできた「イメージの力、言葉の力、動作の力」を掛け合わせた「3秒ルール」のやり方を実践ワークで身につけましょう。これであなたはイヤな気持ちに振り回される毎日から解放されるはずです。

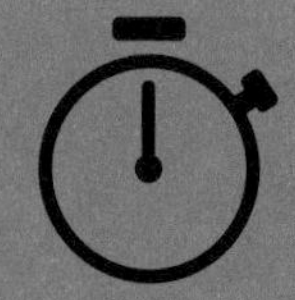

THE THREE-SECOND RULE TO
ELIMINATE YOUR NEGATIVE FEELINGS

イメージ・言葉・動作の力を掛け合わせる「3秒ルール」

ここからいよいよ**「イヤな気持ちを3秒で消す方法」＝「3秒ルール」**を解説していきます。

イメージの力、言葉の力、動作の力。

この3つの力が強烈であることは、第2章までを読んで理解していただけたと思います。

「3秒ルール」では、この3つを掛け合わせます。

強烈なイメージの力　×　強烈な言葉の力　×　強烈な動作の力

これらを瞬時に使用するのですから、イヤな気持ちなんて、またたく間に消え去ってしまうはずです。

では、いったいどんなリズムで「3秒ルール」を行うのでしょうか？
とても簡単です。

カウント1で、「プラスイメージ」。
カウント2で、「プラス言葉」。
カウント3で、「プラス動作」。

そして、その3つのプラスを、ぐるっと一気にひと回りさせて、あなたの脳のアーモンドに流し込むイメージです。

わかりますか？（笑）
プロレスラーのアントニオ猪木さんが、リング上で「1、2、3、ダーッ！」と雄叫びを上げているのを見たことがあると思います。まさに、あのリズム、あのテンポで行うのです。

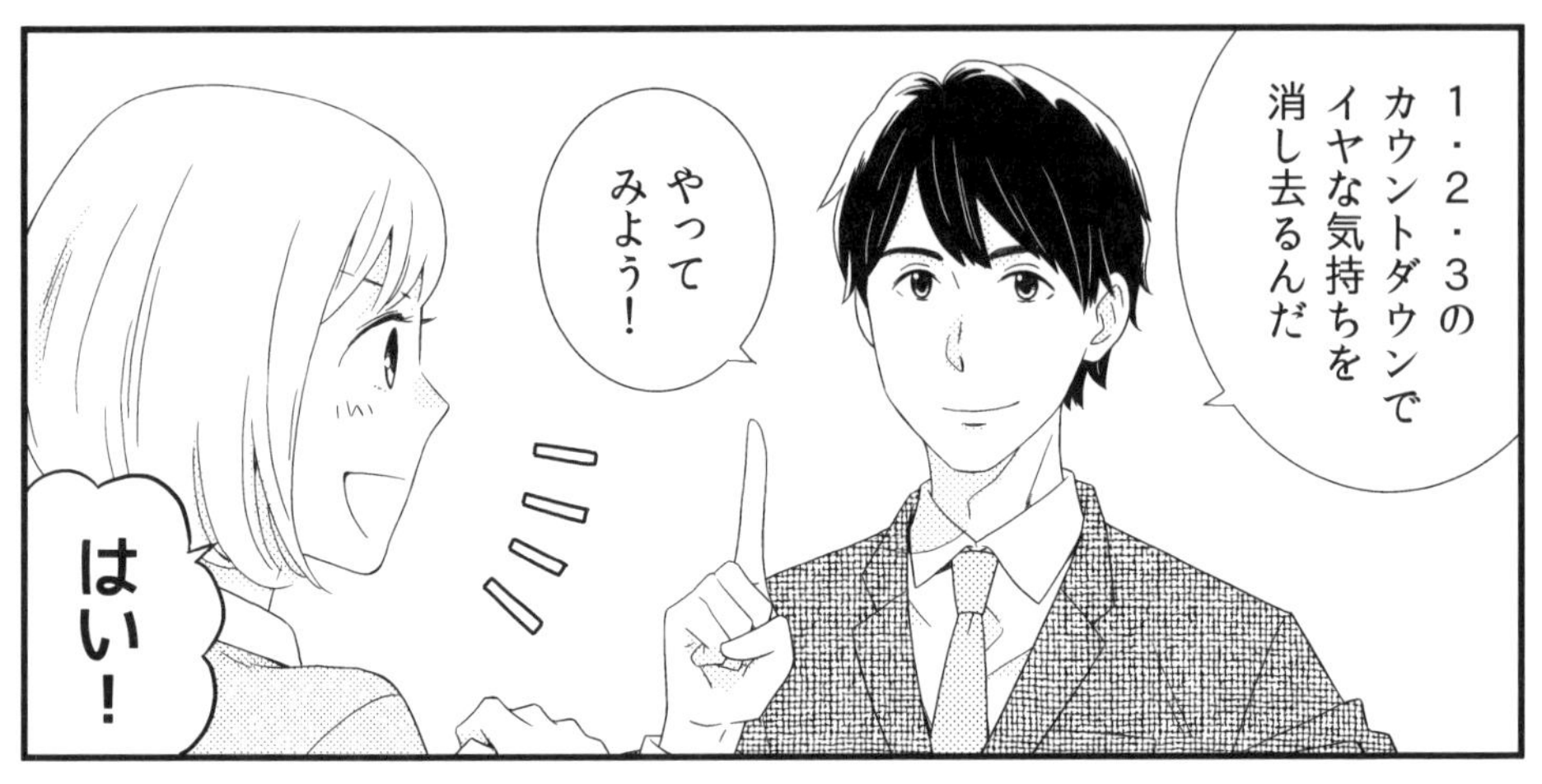
1・2・3の
カウントダウンで
イヤな気持ちを
消し去るんだ
やって
みよう！
はい！

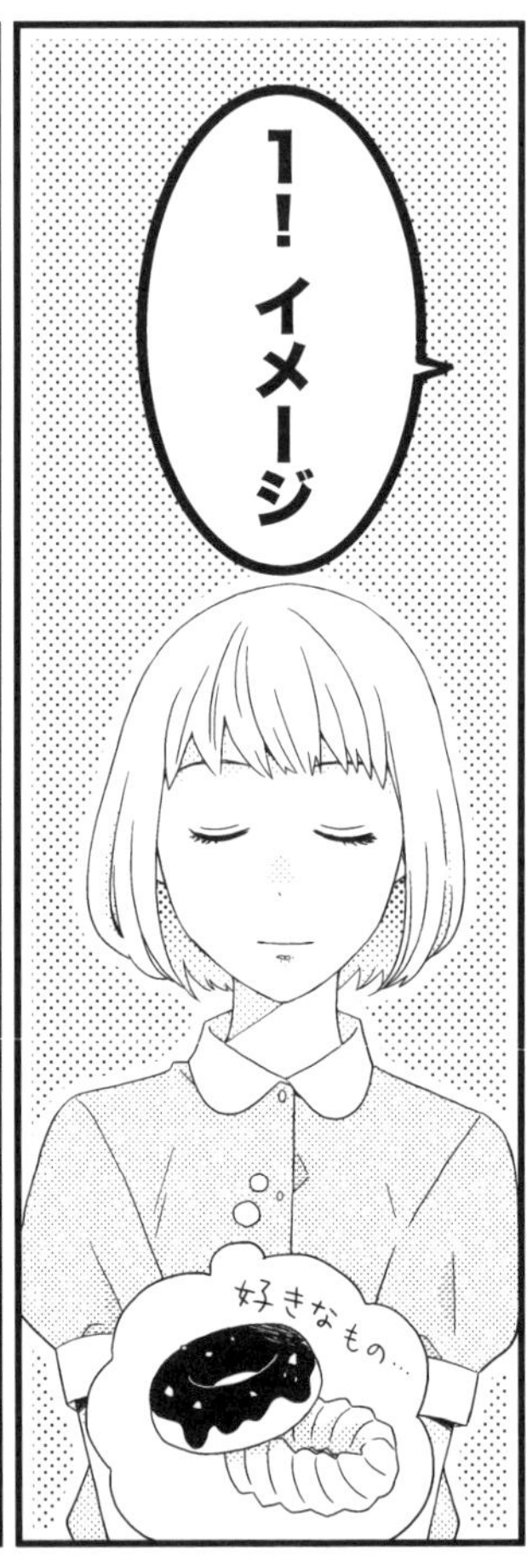
1！イメージ
好きなもの…

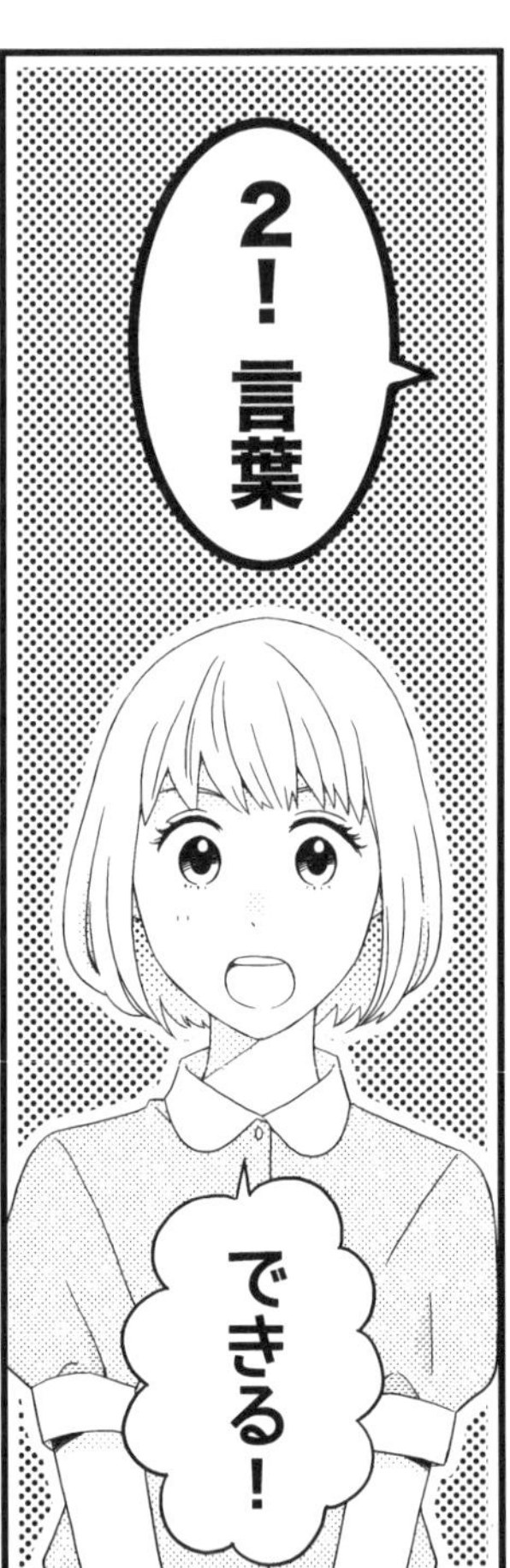
2！言葉
できる！

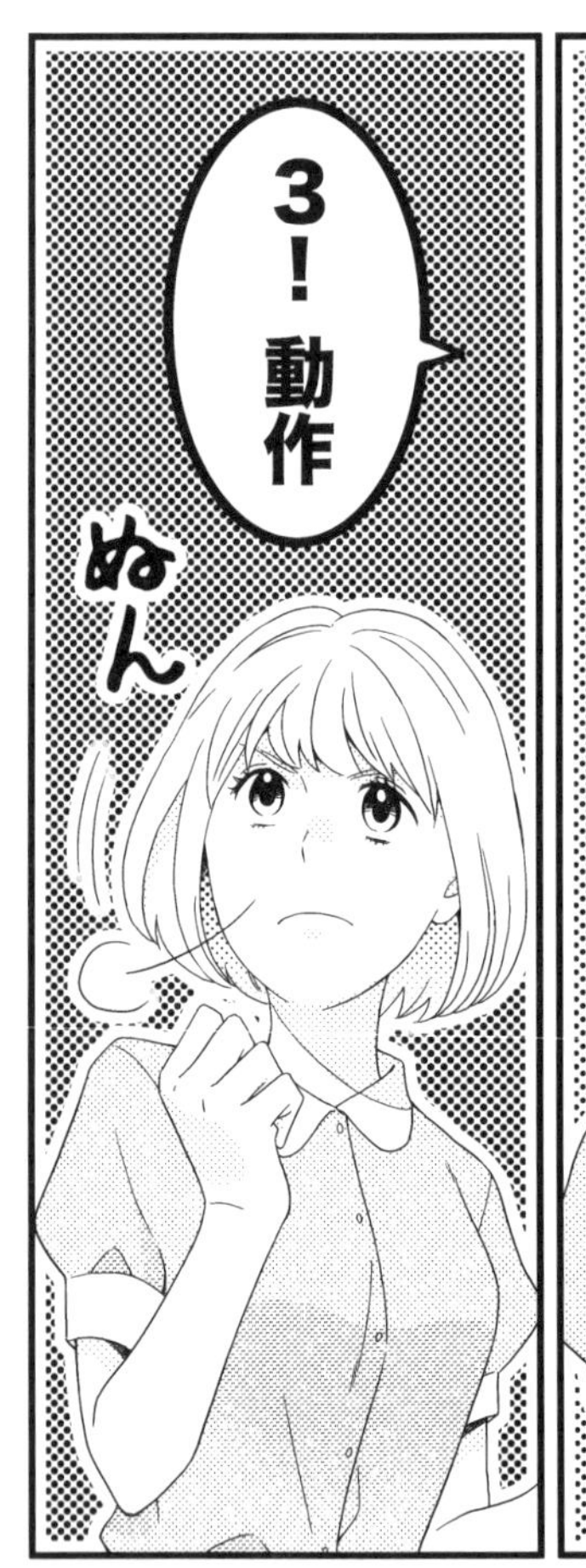
3！動作
ぬん

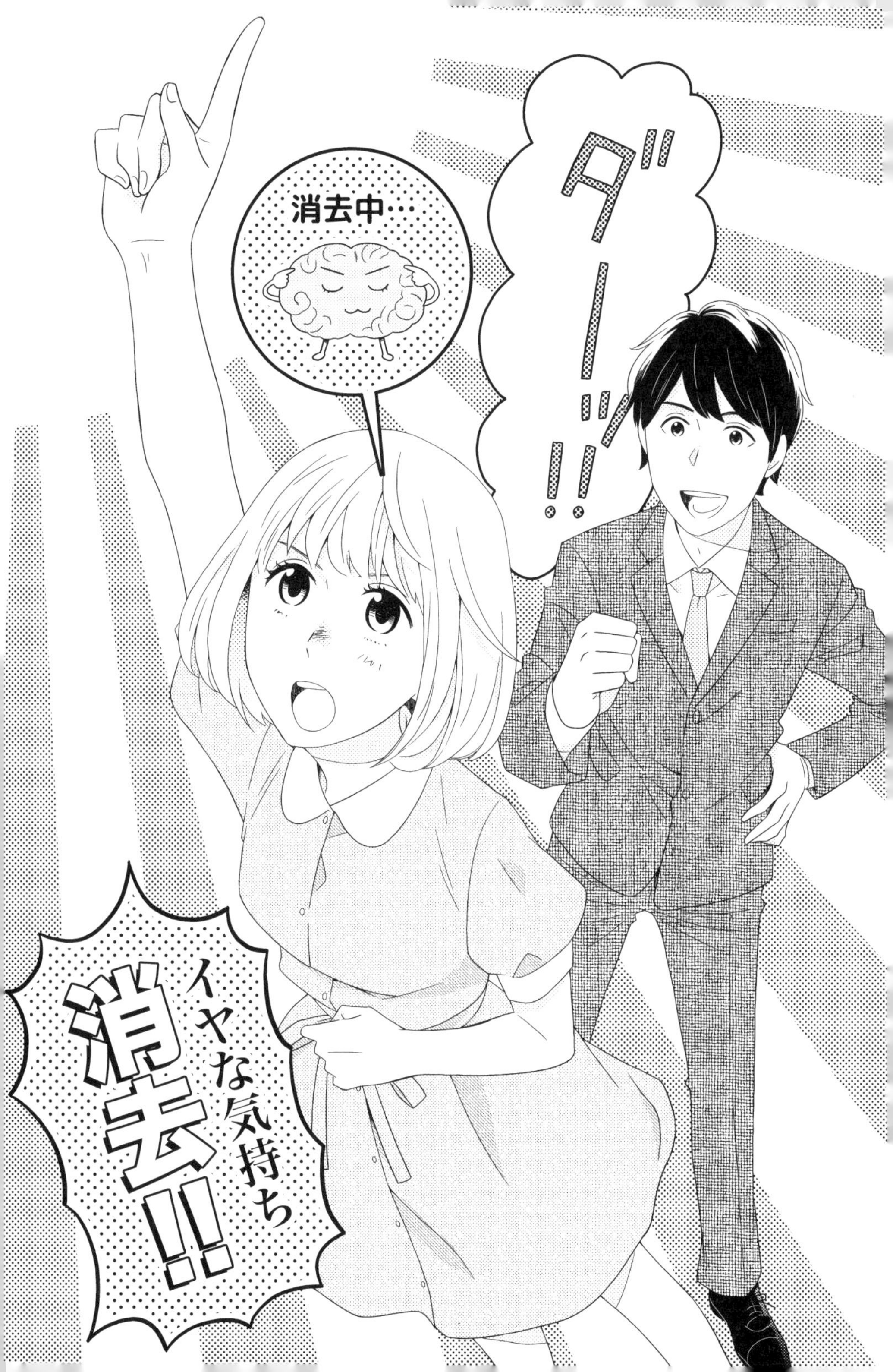
ダーッ!!
消去中…
イヤな気持ち
消去!!

練習ワークを掛け合わせると自分の「3秒ルール」ができる

「3秒ルール」のリズムやテンポは、わかりましたか？

重要なのは、1秒で「イイ！」と感じるイメージ、言葉、動作をつくるということです。

ここで、第2章で練習したワークを使っていきます。


何かイヤな気持ちになったら、イメージ、言葉、動作で、①か②を選び、「1、2、3、ダーッ！」のリズムで掛け合わせるのです。

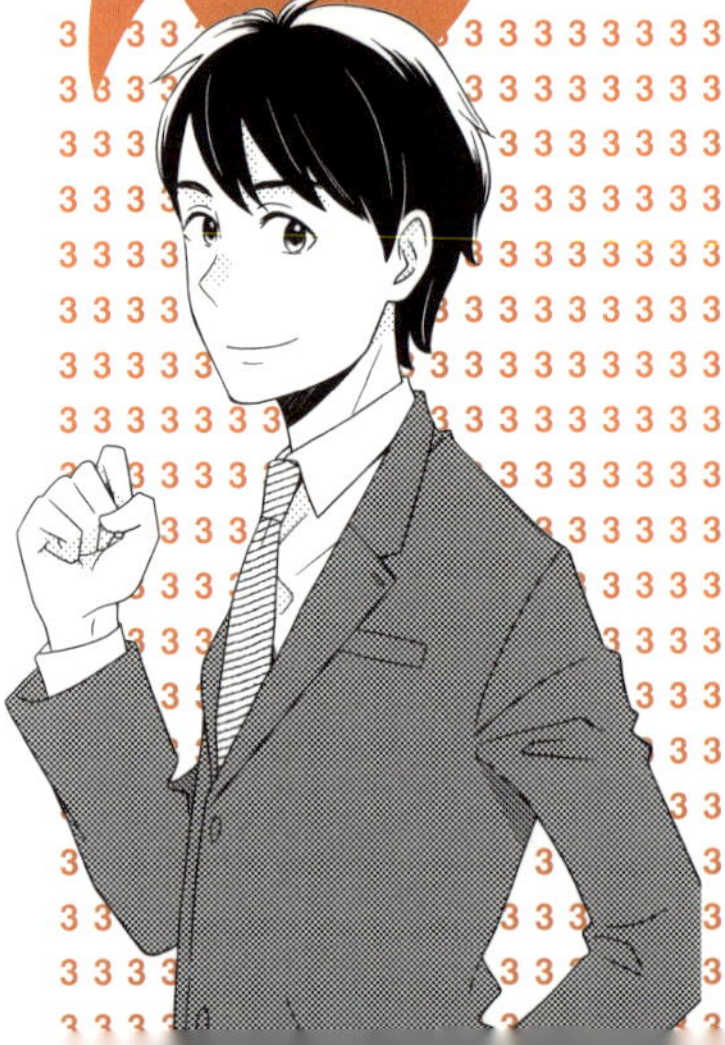

イメージ

①1秒で、好きな食べ物、好きな動物など、自分の好きなものにひもづける

あるいは、

②1秒で「イヤだと感じた。だけど、今は頑張りどころだな」など、「だけど接続」のイメージを使う

※②は強力ですが、慣れないうちは①から始めてみてもいいでしょう。

言葉

①1秒で、「できる!」「イイ!」「好き」などのプラス言葉を言う

あるいは、

②「プラスイメージ漢字」＋「だから必ずうまくいく!」と発声する

※②はハイレベルなので、まずは①からやってみることをオススメします。

動作

①1秒で、ニコッと笑う

あるいは、

②1秒で自分の決めた「お約束ポーズ」を取る

※②は強力ですが、まずは①から始めてみてもいいでしょう。

では、ここからいよいよ「実践ワーク」に入ります。

実践ワークでは、イメージの①あるいは②、言葉の①あるいは②、動作の①あるいは②を選び、掛け合わせて使います。

初心者バージョンでは、比較的やりやすい①のみを使ってやってみます。

そして、**応用バージョンでは、強力な効果のある②のみ**を使ってやってみます。

では、イヤな気持ちを消す技術をしっかりと身につけましょう！

3秒ルール 実践ワーク1

今すぐできる初心者バージョン

言葉、動作、イメージとも、やりやすい①を選んで掛け合わせてみましょう。
いわば初級編の「3秒ルール」ですが、これを使いこなすだけでも、あなたのイヤな気持ちはたった3秒で簡単に消し去れます。

あなたが何かイヤな気持ちになったとします。そうしたら3秒ルールで、

1 大好物を思い浮かべます。
2 「できる!」とつぶやきます。
3 笑顔になります。
ダーッ! その「出力」を脳のアーモンドに送り込みます。

もう一度やってみましょう。あなたが何かイヤな気持ちになったとします。３秒ルールでこれを消し去ります。

１　あなたの好きなものを思い浮かべる。
２　「できる！」などのプラス言葉をつぶやく。
３　口角を上げて笑顔になる。
ダーッ！　その「出力」を脳のアーモンドに送り込む。

やり方は、100～101ページのマンガを参考にしてください。
どうですか？　できるようになりましたか？

3秒ルール 実践ワーク2

ケース別に使う応用バージョン

初心者バージョンの「3秒ルール」の感覚がつかめたら、次は少しレベルを上げます。イメージは「だけど接続」を使い、言葉は「必ずうまくいく発言」、動作は「お約束ポーズ」を使います。この3つを瞬時に掛け合わせて使うのは、難しいものです。でも、事前に開発し、練習しておけば、この3つを掛け合わせることが可能なのです。

3つのケースをもとに、使っていきます。

ケース1は、**イライラや怒り**です。これらのイヤな気持ちを**穏やかな気持ちに変えましょう。**

ケース2は、**緊張や不安**です。これらのイヤな気持ちを**楽しみな気分に変えましょう。**

ケース3は、**落ち込み**です。イヤな気持ちから脱出し、**力がわいてくるようにしましょう。**

この3つのケースに対処する「3秒ルール」を開発しておけば、あなたはどんなイヤな気持ちにも必ず対処できます。では、ケース1～3の実践ワークを始めましょう。

ケース1――イライラや怒りを穏やかな気持ちに変える

これまでにあなたが何かイライラしたり、怒りを感じた瞬間のことを思い出して書いてください。

準備①「イメージ」→「だけど接続」を使う

あなたは、そのときにどんなイライラや怒りを感じましたか？ それに対して、「だけど接続」で肯定的なイメージにつくり換えて左の欄に書いてみてください。「相手は自分のことを思って言ってくれた」「おかげで自分にとっていい気づきを得た」など、どんなイメージでもかまいません。

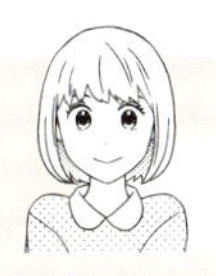

準備②「言葉」→「プラスイメージ漢字」+「だから必ずうまくいく！」と発声する

さきほど思い出したイライラや怒りを感じた瞬間に対して、「プラスイメージ漢字」+「だから必ずうまくいく！」と口に出して言ってみてください。プラスイメージ漢字は左の欄に書いておきましょう。

漢字

言葉　**「だから必ずうまくいく！」**

準備③「動作」→「お約束ポーズ」を決める

あなたにとってしっくりくる「お約束ポーズ」を決めます。

あなたが穏やかな気持ちになれるポーズはどんなものがありますか？　胸に手を当てる、大きく息を吐く、目をつぶってアゴを上げる……など、何でもOKです。左の欄に自分の「お約束ポーズ」を描いておきましょう。

いざイヤな気持ちになったときに、その場ですぐにできるものを選ぶとよいでしょう。

以上で準備は終わります。

では、実際にやってみましょう。

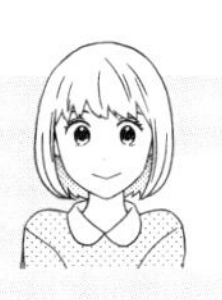

あなたがイライラや怒りを感じた瞬間を思い出してください。

1で、「だけど接続」！

2で、「プラスイメージ漢字＋だから必ずうまくいく発声」！

3で、「お約束ポーズ」！

ダーッで、脳のアーモンドに流し込む！

できましたか？

今後あなたがイライラや怒りを感じても、もう大丈夫。この「3秒ルール」を使えば、必ず穏やかな気持ちになれるはずです。

ケース2――緊張や不安を楽しみな気分に変える

これまでにあなたが何か緊張したり、不安に感じたりした瞬間のことを思い出して書いてください。

準備①「イメージ」→「だけど接続」を使う

あなたは、そのときにどんな緊張や不安を感じましたか？　それに対して、「だけど接続」で肯定的につけ加えて、左の欄に書いてみてください。

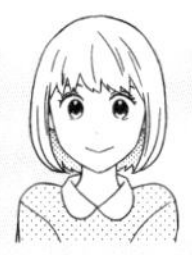

準備②「言葉」→「プラスイメージ漢字」+「だから必ずうまくいく!」と発声する

先ほど思い出した緊張や不安を感じた瞬間に対して、「プラスイメージ漢字」+「だから必ずうまくいく!」と発声してみてください。大事なのは、断定調で言い切ることです。プラスイメージ漢字は左の欄に書いておきましょう。

漢字

言葉　**「だから必ずうまくいく!」**

準備③「動作」→「お約束ポーズ」を決める

あなたにとってしっくりくる「お約束ポーズ」を決めます。

あなたが楽しい気持ちになれるポーズはどんなものがありますか？　手をたたく、親指を立てて「グッド」のポーズを取る……など、何でもOKです。左の欄に自分の「お約束ポーズ」を描いておきましょう。

いざイヤな気持ちになったときに、その場ですぐにできるものを選ぶとよいでしょう。

以上で準備は終わります。

では、実際にやってみましょう。

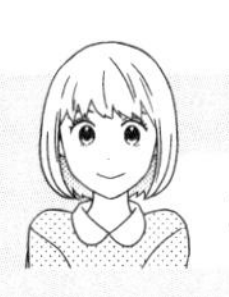

あなたが緊張や不安を感じた瞬間を思い出してください。

1で、「だけど接続」！

2で、「プラスイメージ漢字＋だから必ずうまくいく発声」！

3で、「お約束ポーズ」！

ダーッで、脳のアーモンドに流し込む！

できましたか？

今後あなたが緊張や不安を感じても、もう大丈夫。この「3秒ルール」を使えば、必ず楽しい気持ちになれるはずです。

ケース3 —— 落ち込みの中から力がわいてくるようにする

これまでにあなたが落ち込んだり、心が折れてしまった瞬間のことを思い出して書いてください。

準備①「イメージ」→「だけど接続」を使う

あなたは、そのときにどんな思いでしたか？　それに対して、「だけど接続」で肯定的につけ加えて、左の欄に書いてみてください。

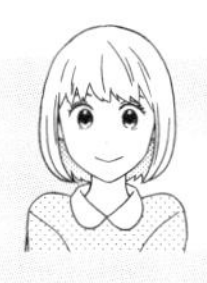

準備②「言葉」↓「プラスイメージ漢字」+「だから必ずうまくいく!」と発声する

先ほど思い出した緊張や不安を感じた瞬間に対して、「プラスイメージ漢字」+「だから必ずうまくいく!」と口にしてみましょう。100%の断定調で言い切ります。プラスイメージ漢字は左の欄に書いておきましょう。

漢字

言葉　**「だから必ずうまくいく!」**

準備③「動作」→「お約束ポーズ」を決める

あなたにとってしっくりくる「お約束ポーズ」を決めます。

力がわいてくるポーズはどんなものがありますか？ 拳をぎゅっと握る、力こぶをつくる、ガッツポーズをする、腰に両手を当てて上を見る……など、何でもＯＫです。左の欄に自分の「お約束ポーズ」を描いておきましょう。

いざイヤな気持ちになったときに、その場でやりやすいものを選ぶとよいでしょう。


以上で準備は終わります。

では、実際にやってみましょう。

あなたが落ち込んだ瞬間を思い出してください。

1で、「だけど接続」！

2で、「プラスイメージ漢字＋だから必ずうまくいく発声」！

3で、「お約束ポーズ」！

ダーッで、脳のアーモンドに流し込む！

できましたか？

今後あなたがたとえ落ちこんでも、もう大丈夫です。この「3秒ルール」を使えば、必ずすぐに力がわいてくるはずです。

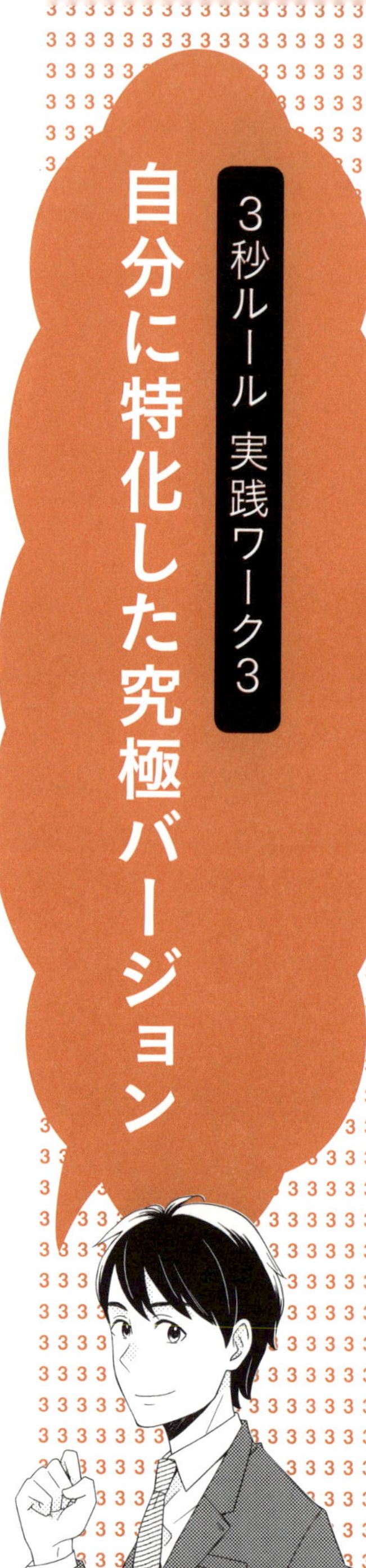

3秒ルール　実践ワーク3

自分に特化した究極バージョン

では、この章の最後に、おさらいの意味を込めて、もう1つだけ実践ワークを行います。
あなたがもっとも使いたい場面で、この「3秒ルール」をスムーズに使えるよう、予習をしておきましょう。

あなたは、どんなイヤな気持ちに陥りやすいですか？「近々こういう場面に出くわして、一瞬イヤな気持ちになるかもしれない……」という場面を1つ想像してみてください。

さあ、その場面で、あなたはどんな「3秒ルール」を使いますか?
カッコの中に、あなたが使いたいものを記入してみましょう。

・イメージ(　　　　　　　　　　　　　　　　　　)
・言葉(　　　　　　　　　　　　　　　　　　)
・動作(　　　　　　　　　　　　　　　　　　)

では、その場面を想像しながら「3秒ルール」をやってみましょう。
一瞬イヤな気持ちになったとしても、「3秒ルール」で消し去ります。

1で、イメージ(　　　　　　　　　　　　　　)!
2で、言葉(　　　　　　　　　　　　　　)!
3で、動作(　　　　　　　　　　　　　　)!
ダーッで、脳のアーモンドに流し込む!

もう完璧ですね。これであなたは、どんなイヤな気持ちも消せるはずです。

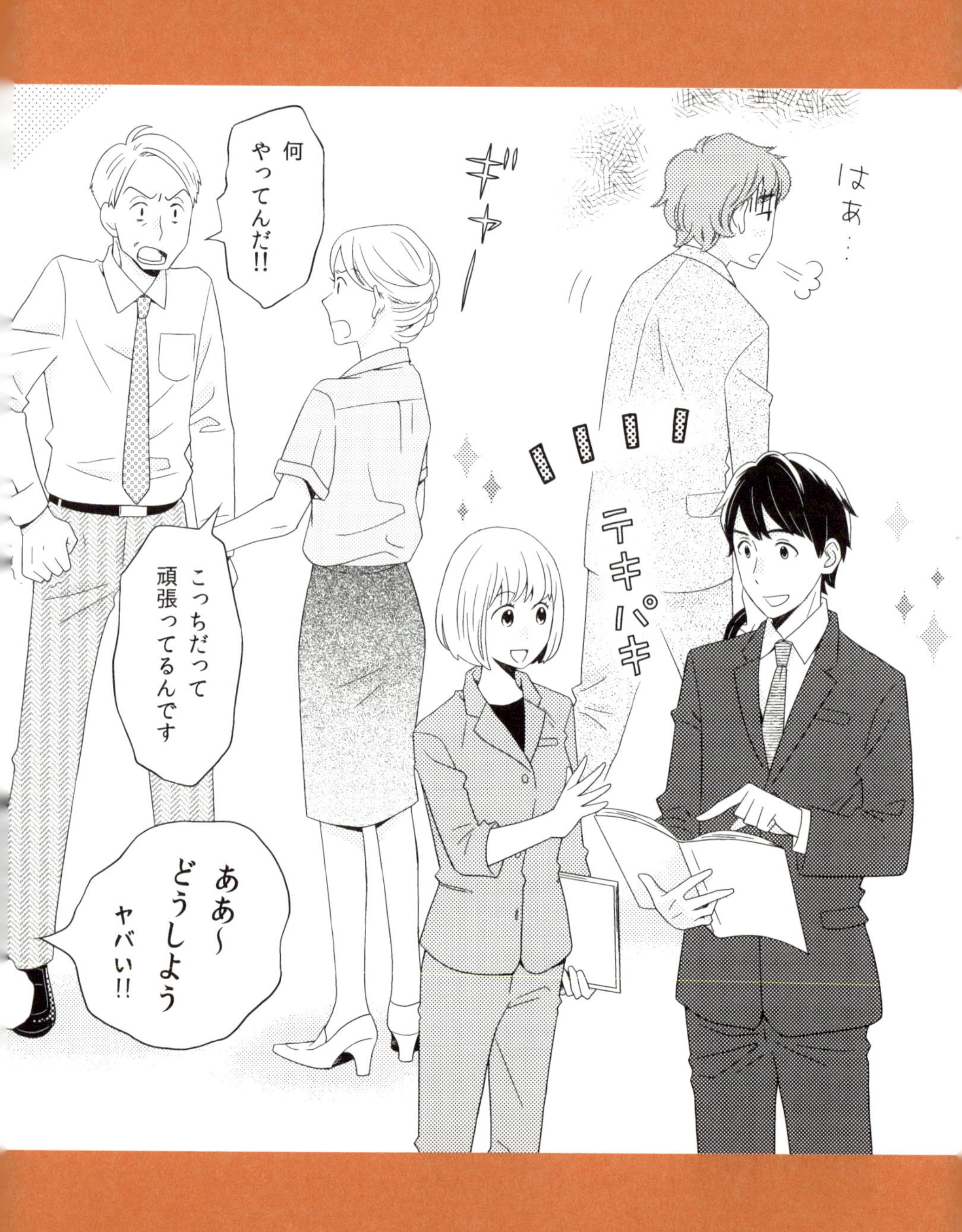
はあ・・・
ギャー！
何やってんだ!!
テキパキ
こっちだって頑張ってるんです
ああ～どうしようヤバい!!

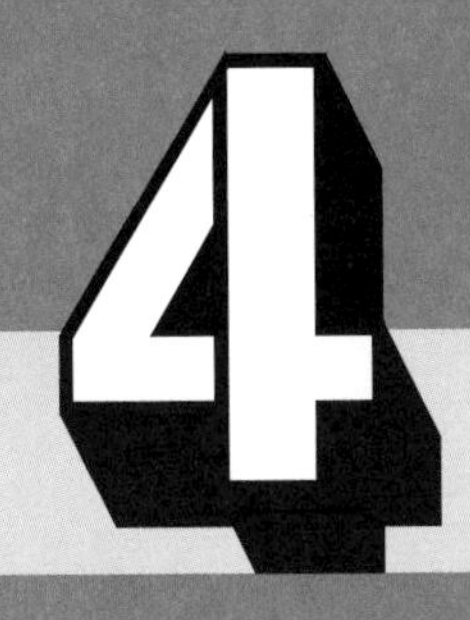

第4章

イヤな気持ちを近寄らせない「3秒習慣」のすすめ

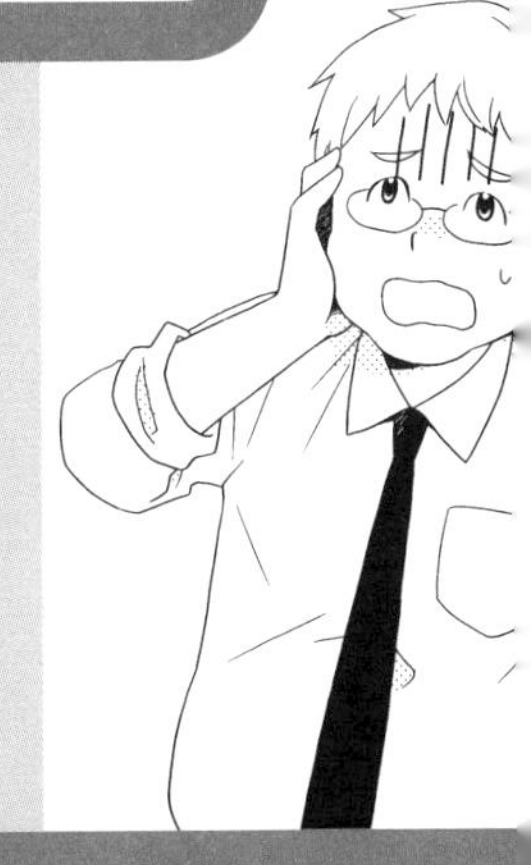

イヤな気持ちを3秒で消す方法を体得したあなたが次に目指すべき段階は、イヤな気持ちになりにくい心の質をつくることです。ワクワク、未来、感謝の3つをキーワードとした生活習慣を身につけることで、イヤな気持ちは遠ざかっていきます。

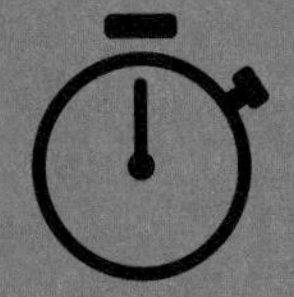

THE THREE-SECOND RULE TO
ELIMINATE YOUR NEGATIVE FEELINGS

人間は考え方や行動の仕方で5つの型に分けられる

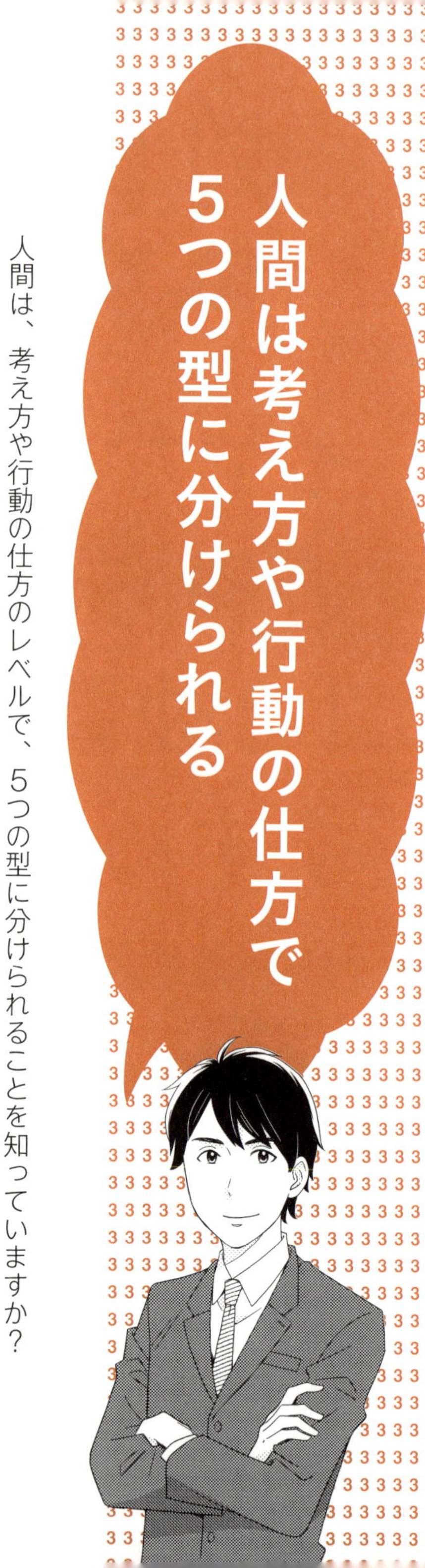

人間は、考え方や行動の仕方のレベルで、5つの型に分けられることを知っていますか？

●1番下……「ハチャメチャ環境破壊型」（全体の5％）

否定的な思考を繰り返すクセがついていて、何に対しても「イヤだ」と感じています。この層にいる人は、どんなに環境を変えても自分の夢を実現することは難しいかもしれません。

●下から2番目……「グズグズ環境逃避型」（全体の45％）

「給料が上がらないのも、仕事の能率が上がらないのも、環境のせいだ」と責任転嫁するタイプです。このタイプは常にモチベーションが低く、自己の防衛本能が強いため、せっかくのチャンスがめぐってきても、なかなかそれをつかむことができません。

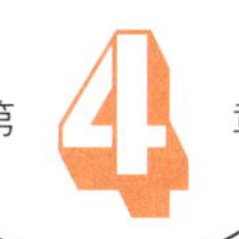

●真ん中……「スンナリ環境順応型」（全体の35％）

どのような環境にいても、その場になじむことができる人です。ただしこのタイプは、周りの環境にとても左右されやすく、運良くいい環境に恵まれればのびのびと実力を発揮しますが、反対に悪い環境に置かれると、途端に力が発揮できなくなる危険性も大いにあります。

●上から2番目……「コツコツ環境改善型」（全体の10％）

前向きで明るい思考の持ち主です。努力をいとわず、悪い環境に遭遇したら改善するために最大限の努力を尽くします。チャンスがめぐってくる確率が非常に高い人たちです。

●いちばん上……「バリバリ環境変革型」（全体の5％）

どんなにツラく大変な環境に属していようと、前向きで明るい思考を失うことはなく、イヤな気持ちを抱くことがありません。チャンスを自らの手で自在に引き寄せることができます。

人間の5つの型

バリバリ
環境変革型
5%

コツコツ
環境改善型
10%

スンナリ環境順応型 35%

グズグズ環境逃避型 45%

ハチャメチャ環境破壊型 5%

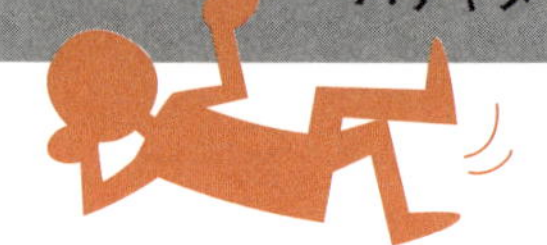

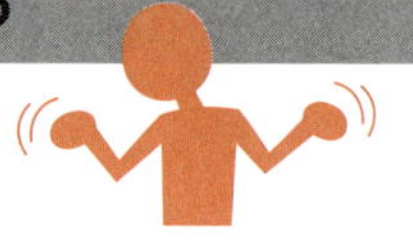

さて、あなたは今、どの型にいるでしょうか？

イヤな気持ちに悩まされてこの本を手に取ってくれた時点で、おそらく真ん中の「スンナリ環境順応型」だったのではないかと思います。なかには、下から2番目の「グズグズ環境逃避型」だった人もいるかもしれませんね。

そして、第3章で解説した「3秒ルール」を実践することで、上から2番目の「コツコツ環境改善型」へとステップアップしようとしています。

「コツコツ環境改善型」よりも上の型になれれば、人にますます好かれ、自分のやれることはますます増え、自分のやりたいことがどんどん実現するようになります。

けれども残念ながら、**イヤな気持ちを消すための「3秒ルール」だけでは、真の「コツコツ環境改善型」となったり、いちばん上の「バリバリ環境変革型」に到達することはできません。**

なぜなら、イヤな気持ちを消す、という行為は、「対処法」に過ぎないからです。

「コツコツ環境改善型」人間や「バリバリ環境変革型」人間は、そもそもイヤな気持ちを抱くことはありません。

イヤな気持ちを消しているのではなく、イヤな気持ちを抱かない人たちなのです。
だから、イヤな気持ちに悩まされることがありません。

では、なぜ彼らはイヤな気持ちを抱かずに毎日を過ごせているのでしょうか？

第1のキーワード、それは**「ワクワク感」**です。
第2のキーワード、それは**「未来のイメージ」**です。
第3のキーワード、それは**「感謝のイメージ」**です。

これらのキーワードを大切にしているからこそ、彼らはイヤな気持ちを抱かずに毎日を過ごせるのです。

ワクワク・未来・感謝でイヤな気持ちを近寄らせない

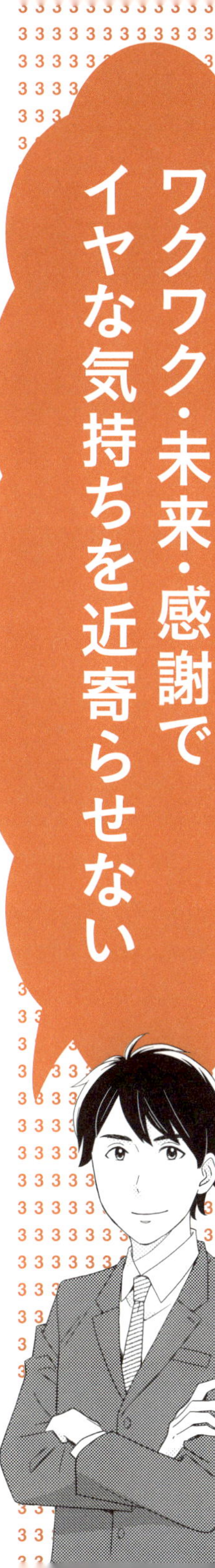

イヤな気持ちを抱かずに、毎日を楽しく過ごすための第1のキーワード、それは**「ワクワク感」**です。

心をワクワクさせ続ければ、イヤな気持ちを抱かずに生きられます。

例えば、あなたがハワイが大好きだとします。そして、ガイドブックをパラパラめくりながら「ハワイに行ったら、これをしよう、あれを食べよう」と考えたり、「どんな景色が見られるかな？」と楽しみにしたり……という時間を想像してみてください。

大好きなものについて考えている間、あなたの心はワクワクしています。

では、そのとき、あなたの脳はいったいどうなっているのでしょうか？

第2章で、イイ気持ちとイヤな気持ちを判断するのは、1・5センチほどのアーモンド形の扁桃核だというお話をしましたよね？

あなたがハワイのことを楽しく考えている間、この扁桃核はずっと「イイね!」「最高だね!」と判断しているのです。脳科学の専門用語で言えば、脳が「快」になっている状態です。

そこに、イヤな気持ちが生じる隙間などありません。

つまり、簡単に言えば、あなたが大好きなハワイのことを常に考えているような「ワクワク状態」の脳で毎日を過ごせれば、イヤな気持ちに陥らずにすむわけです。

しかし人間は、毎日大好きなハワイのことばかりを考えて生活しているわけではありません。毎日いろいろな出来事に遭遇しながら生きています。

けれども、いろんな出来事がすべて「大好きなハワイ」のように思えてくるように、自分で自分を変えていくことはできます。傍から見ればイヤそうに思える出来事にあなたが遭遇しても、あなたの脳をワクワクさせてくれるようにすることは可能です。

では、どうすれば、どんな出来事に遭遇してもワクワクする脳に変わるのでしょうか?

ここで大事になるのが、第2、第3のキーワードである**「未来」と「感謝」**です。

まずは、**「未来のイメージ」**の重要性についてお話しします。

人間の脳のクセの1つとして解説してきたように、脳は「イメージしたことをその通りに実現しよう」と頑張ります。ですから「自分は将来こうなるんだ」という具体的な「未来のイメ

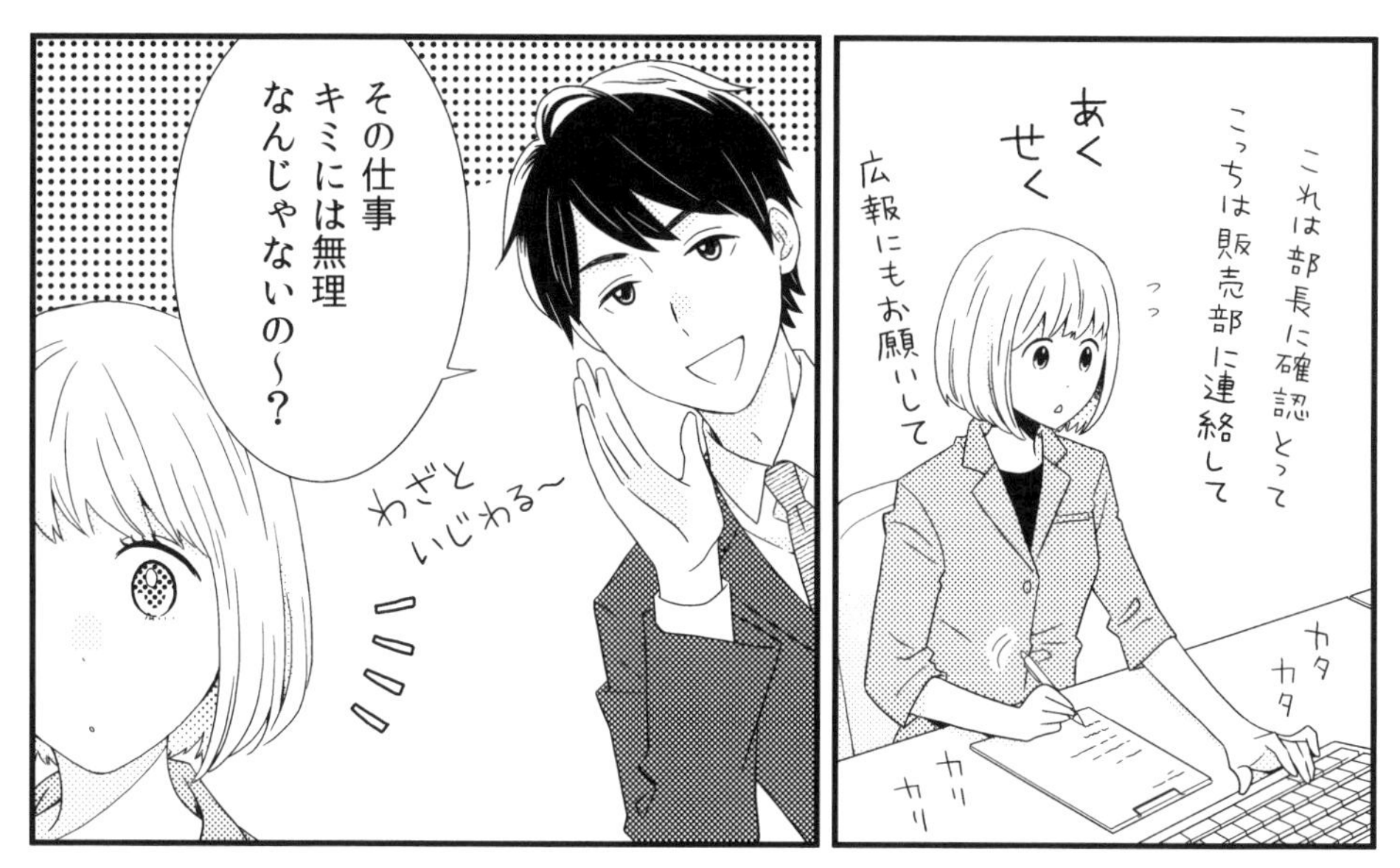
これは部長に確認とって
こっちは販売部に連絡して
あくせく
広報にもお願いして
カタカタ
カリカリ
その仕事キミには無理なんじゃないの～？
わざといじわる～
ニヨニヨ

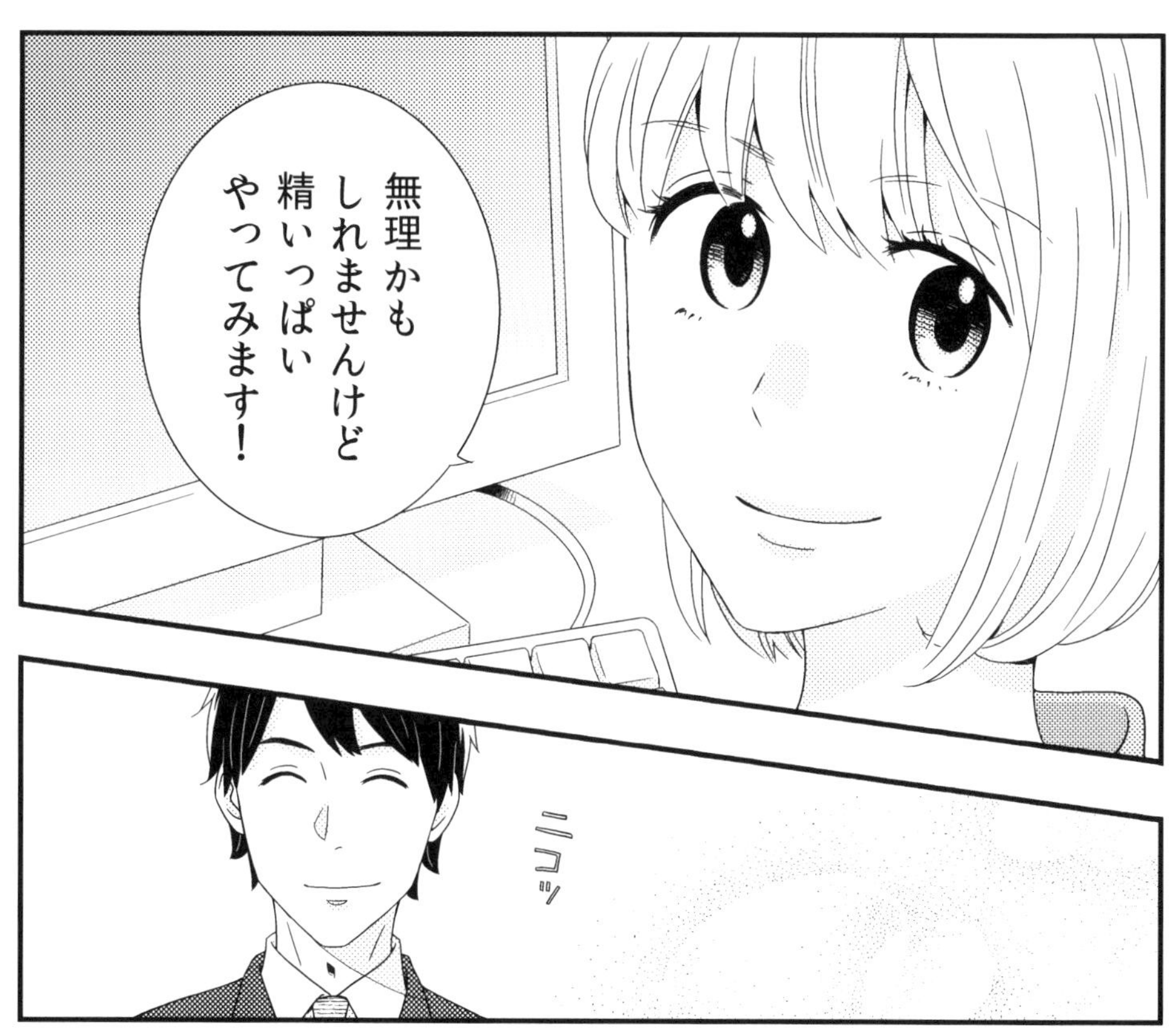
無理かもしれませんけど精いっぱいやってみます！
ニコッ

ージ」を抱いて行動すれば、その夢は実際に叶います。

夢が実際に叶うわけですから、途中で何かさまざまなハプニングがあったとしてもブレることはありません。自分に自信があるのです。上司から叱責されても「自分の可能性を認めてくれているから叱ってくれるんだ」と思うだけ。ロールプレイングゲームに例えるならば、「この一面をクリアして早く次の面へ行こう」と捉えているので、いちいちイヤな気持ちにならないのです。

ところが、「未来のイメージ」がない人は、自分の行き先がわからず、自信が持てません。そして、上司から叱責されると「どうせ自分なんて」と卑下したり、「うるさいなあ」とイライラしてしまいます。これはイヤな気持ちが絶えず生まれてしまう、悪い心の状態です。

ですから、ブレずに自分に自信を持って毎日を過ごし、イヤな気持ちに陥りにくい心の状態をつくるために、「未来のイメージ」を描き、常に確認することが大切なのです。

次に、**「感謝のイメージ」**の重要性についてです。

自分のためだけに頑張ろうとする人の脳の中では、自己防衛本能が強く働きます。何か都合が悪い出来事があると、「昔のようにはモノが売れない」「上司や部下に恵まれないからプロジェクトがうまく進まない」「そんなところに荷物を置くから転んだじゃないか」など、何かのせい、他の誰かのせいにしようとしてしまいます。何かのせい、誰かのせいにする意識で過ごしている人は、何かあると「ほら、やっぱりね」と思います。自分がイヤな気持ちになる理由を常に探している、とても危険な心の状態です。

ところが、「感謝のイメージ」を持つと、180度転換します。「周りの人たちのおかげで今の自分がある」と思えれば、さまざまな出来事が生じても腹が立ちません。また、さらに感謝の念が強くなれば「他人を喜ばせる喜び」にも気づけます。

後で詳しくお話しますが、成功するためのエネルギーの最上位にあるのは「感謝・使命感のエネルギー」です。

人間にとって最高に楽しいことは「他人を喜ばせること」なのです。周りの人間に喜んでもらいたい、周りの人間に幸せになってもらいたいと考えている人は、他人の素晴らしい言動に目を向け、その素晴らしさを伝えようとします。そんな人の周りに、イヤな気持ちが生じる空気感が生まれるはずがありません。

感謝の念が大きくなればなるほど、イヤな気持ちになる頻度は減っていきます。ですから、「感謝のイメージ」を心の中で大きく育てることが大切なのです。

それでは次のページから、「未来のイメージ」と「感謝のイメージ」をつくり、毎日見返す**「3秒習慣」**について解説していきます。

未来のイメージ1

大きな夢をもう一度描いて心をワクワクさせる

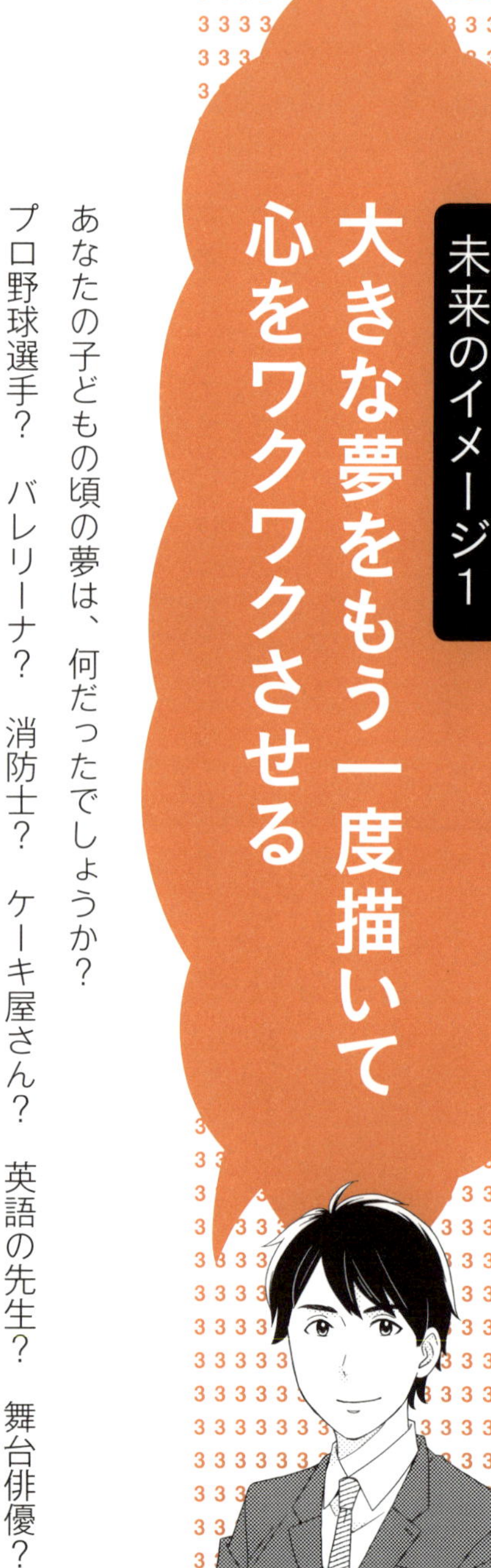

あなたの子どもの頃の夢は、何だったでしょうか？ プロ野球選手？ バレリーナ？ 消防士？ ケーキ屋さん？ 英語の先生？ 舞台俳優？ 誰もが夢を抱いていたと思います。そして、そうなることを夢見ていた頃のあなたの心は、とてもワクワクしていたはずです。

大人になった今、これとまったく同じことをもう一度やってみればいいのです。

あなたの夢を、もう一度創り直すのです。

「自分にはもう夢なんてない」と思った人もいるかもしれませんね。実は「夢がない」なんていう人は、1人もいません。心の底には、あなたの夢があるのです。けれども、大人になる過程で、「夢なんて語ってはいけない」と思い込み続けてきたので、自分には見えにくくなっているだけです。

では、どうすれば、自分自身の夢が見えてくるのでしょうか？

あなたの中で、これまで**「～けど……」と思ったことを思い出してみればいい**のです。「～けど……」の前には、ワクワクが隠れているからです。

例えば、あなたが学生時代の同期と話をしていて、こんなことはありませんでしたか？

「今勤めている会社で、社長になりたい？」

「そりゃ、なれるもんなら社長になりたいけど……、こんなにたくさん同期がいたらさすがに無理でしょ」

例えば、あなたが家族と話をしていて、こんなことはありませんでしたか？

「あの家、すごく素敵だね。あんな家に住めたらなあ」

「あんな家に住めたら住みたいけど……、今の給料じゃ無理でしょ」

例えば、あなたはふと、こんなことを思ったことはありませんか？

「○○さんは、本当にかっこいい俳優だな。けど……、あの人は特別だからな」

こんなふうに、あなたの頭の中にはたくさんの「～けど……」があるはずです。

「今の会社で社長になりたい」「この前見かけた家のような、素敵な家に住みたい」「○○さんのようなかっこいい人になりたい」というふうに、「～けど……」の前にある部分を切り出して、できるだけたくさん書き出してみてください。

どんな夢もOKです。とにかく書き出してみましょう。「南の島でのんびり生活したい」「メジャーリーグを観戦したい」「パン屋さんを開きたい」「世界一周旅行をしたい」「人にものを教える人になりたい」「ヨットが欲しい」「起業家になりたい」……など、何でもOKです。

そして、**その中でも特に「これが実現できたら、自分は一生ワクワクできるなあ」という夢を1つ選んで、丸印を付けてみましょう。**

それが、あなたの夢です。

そして、脳科学の世界では「あなたが想像できることは、あなたが実現できること」だと考えます。あなたが「～けど……」という思い込みで制約をかけなければ、その夢はきっと叶うはずです。

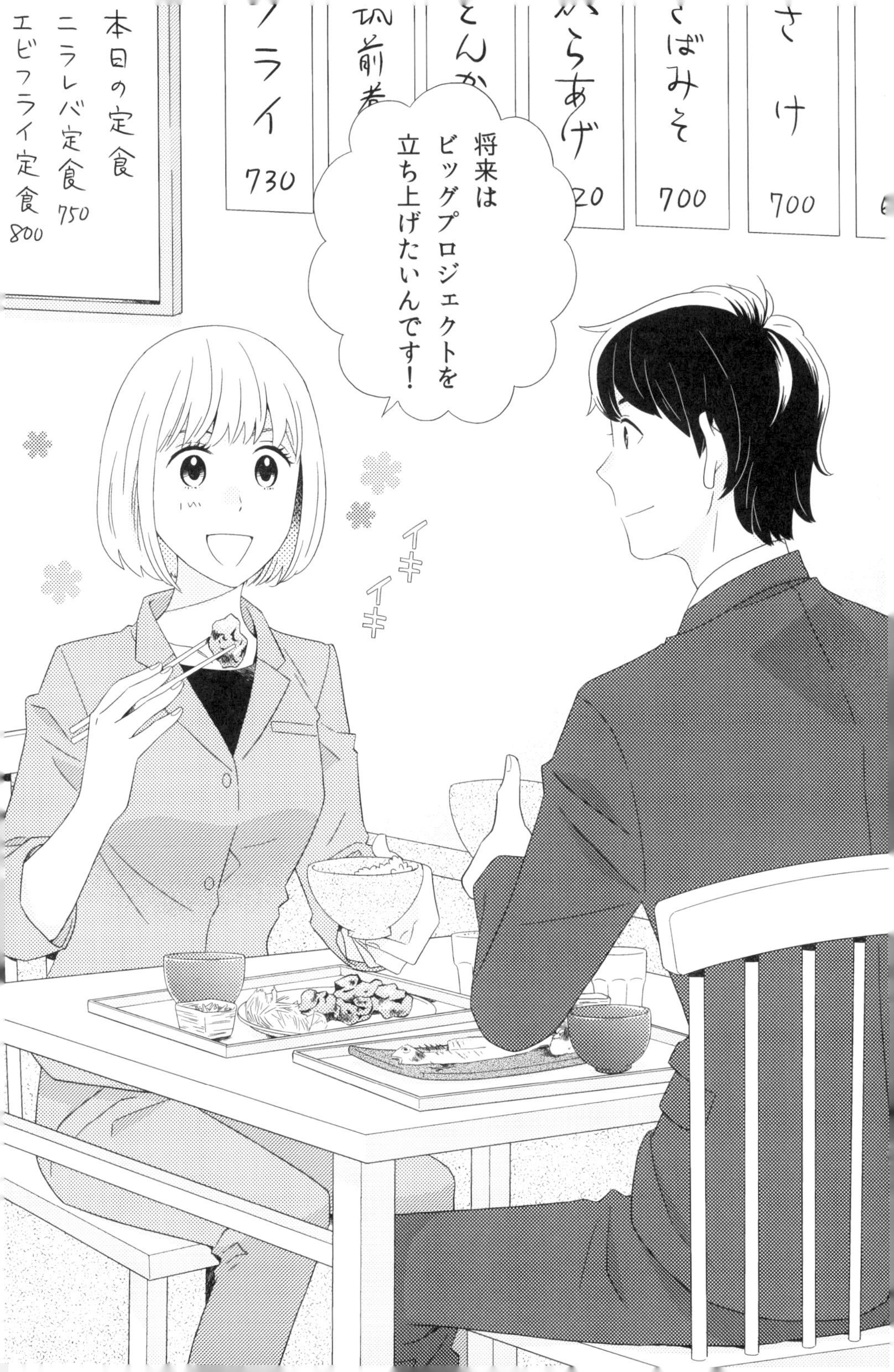

さけ 700
さばみそ 700
本日の定食
ニラレバ定食 750
エビフライ定食 800
将来は
ビッグプロジェクトを
立ち上げたいんです！
イキイキ

未来のイメージ 準備ワーク1

あなたの「夢」を書き出してみよう

①あなたがこれまでに「～けど……」と思ったことを思い出してみてください。そして、「～けど……」の前にある部分を切り出し、できるだけたくさん書き出してみてください。

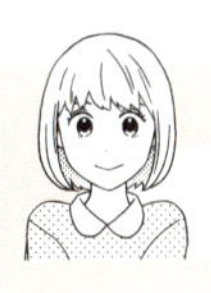

②書き出した夢の中で特に「これが実現できたら、自分は一生ワクワクできるなあ」という夢を1つ選んで、丸印を付けてみましょう。

それがあなたの夢です。

未来のイメージ2

夢を目標に落とし込んで常にワクワクし続ける

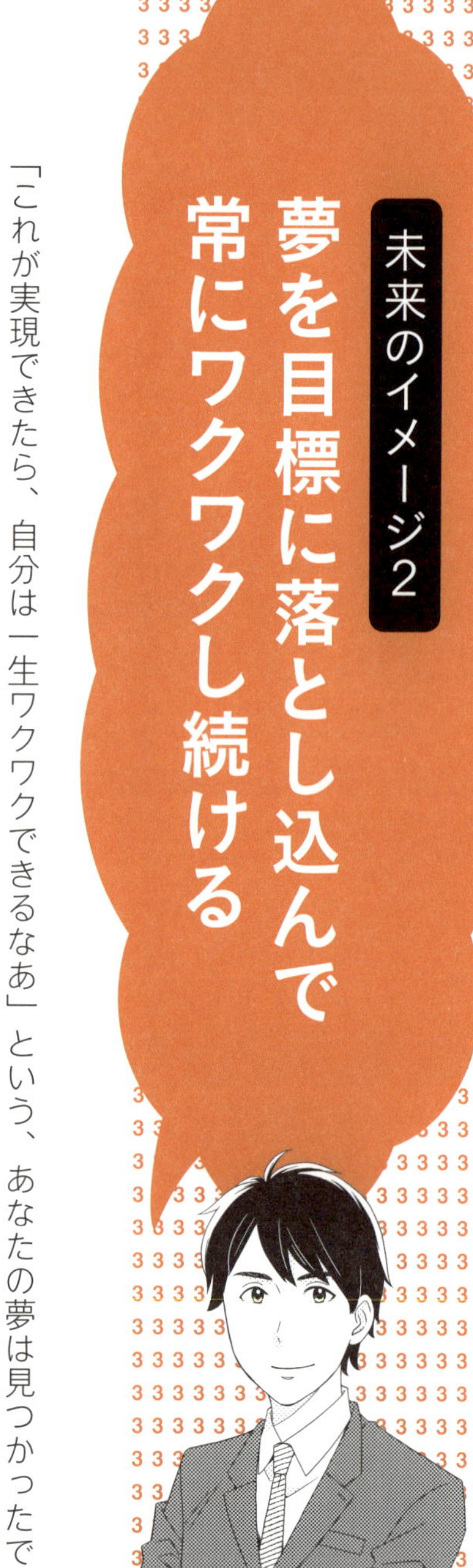

「これが実現できたら、自分は一生ワクワクできるなあ」という、あなたの夢は見つかったでしょうか?

これまでのあなたは「〜けど……」という接続詞を使って、自分自身が抱いた夢を即座に否定してきたかもしれません。けれども、これからはそんな必要はありません。あなたの叶えたい夢を常に想像して、心をワクワクさせればいいのです。

しかし、人間の脳には、飽きっぽいという習性があります。そのため、残念ながら「ああなりたい」「こうなりたい」という夢のレベルでは、ワクワクし続けることはできないのです。

では、どうすればワクワクが続くのでしょうか?

あなたの「夢」を「目標」に落とし込むのです。

あなたの抱いた「夢」を、さらに具体的にしていきます。締め切りを入れ、目的をはっきり

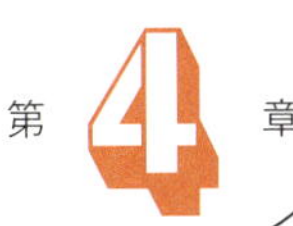

させ、その目標を達成することで周りの人にどんな喜びを与えられるか、自分がどんな学びを得られるかを明確にし、目標実現のためにあなたが実際に取り組むべき行動を具体化していくのです。

「ああなりたい」「こうなりたい」と願っていたものが、「いついつまでに必ずこうなる！」という断定のイメージに切り換わると、脳はそれを実現しようとしてワクワク頑張り続けることができるのです。

目標には、長期目標と短期目標があります。

長期目標は、10年後、20年後、あるいはそれ以上先に、あなたがどうなっているかを決めたものです。例えば、一生ワクワクできる夢を実現するために、あなたは10年後にどんな生活を送っていますか？

短期目標とは、1年後などの比較的近い将来、あなたがどうなっているかを決めたものです。例えば、10年後の長期目標を叶えるために、1年後のあなたはどんな生活を送っていますか？

次のワークシートに長期目標、短期目標を書き込み、**あなたの「夢」―「長期目標」―「短期目標」を、あなたのイメージの中で1つの物語にしてみましょう。**

あなたの「長期目標」を書き出してみよう

①あなたが先ほど書き出した「これが実現できたら、自分は一生ワクワクできるなあ」という夢を、もう一度左に書いてください。そして、絶対叶うとまず強く信じてください。その上で、②以降のことを書き出してください。

②その夢が叶う過程を歩んでいる自分を想像し、10年以上先の自分の目標を定めましょう。あなたは何年何月何日に、どんなチャレンジを達成していますか？

達成日　　　年　　　月　　　日

達成内容

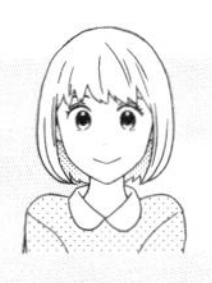

③あなたが長期目標を達成するための目的は何ですか？

④あなたが長期目標を達成すると、周りの人にどのような影響を与えられますか？

⑤あなた自身、長期目標を達成することによってどんな学びを得ることができますか？

⑥あなたが長期目標を達成するために、毎日行うことは何ですか？

未来のイメージ 準備ワーク3

あなたの「短期目標」を書き出してみよう

①先ほど書き出した長期目標が実現する過程で、あなたは3年後、どんな目標を達成していますか？　固有名詞や数字を使って、できるだけ具体的に書いてみましょう。

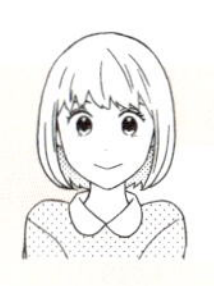

②3年後の目標を達成するために、1年後のあなたは、どんな目標を達成していますか？

③1年後の目標を達成した上で、3年後の目標を達成するための2年後の目標は何ですか？

未来のイメージ3

夢と目標を毎日眺めて いつも自分の脳に問いかける

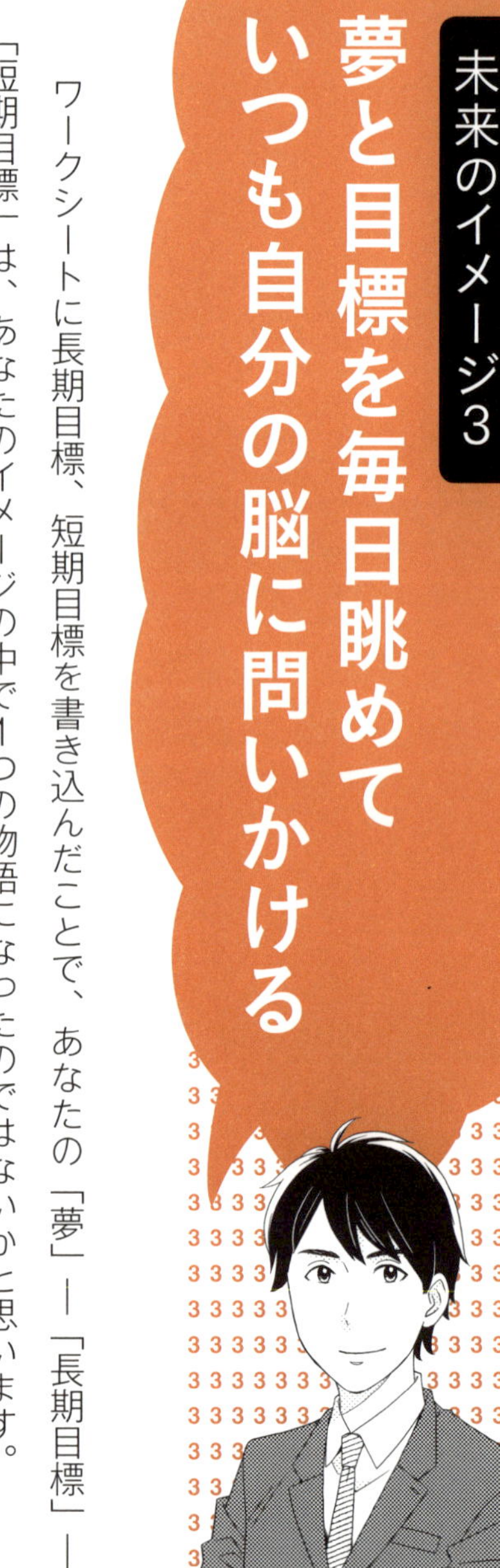

ワークシートに長期目標、短期目標を書き込んだことで、あなたの「夢」―「長期目標」―「短期目標」は、あなたのイメージの中で1つの物語になったのではないかと思います。

その夢、その目標は、誰かから与えられたものではありません。自分自身の心に正直に問いかけた結果、出てきた答えです。そして、あなたが一生をかけて実現したいと願っているものです。

夢、目標は、あなたを心の底からワクワクさせてくれます。そして、あなたの脳は、「目の前で起きる出来事は、何かあなたに学びを与えてくれる出来事だ」と判断するようになります。あなたが成長するために大切な出来事なのですから、それはイイ出来事ですよね？　その結果、あなたはイヤな気持ちを抱かずに、すべての出来事を捉えられるようになるのです。

ここで大切なのは、**あなた自身が書き出した夢、長期目標、短期目標を毎日見返す**ことです。

そして、その夢、目標で、あなたの心をワクワクさせることです。


大切なのは、朝です。1日の始まりです。

朝起きてすぐに見るのもいいでしょう。会社に入る前に寄ったカフェでちらっと見るのもいいでしょう。**たった3秒でOKです。毎日の習慣にしてみてください。**


脳に何を問いかけるか？

問いかけの内容が、これからのあなたの人生を決めていきます。

あなたが「自分の夢はこうだったよね？　自分の目標はこうだったよね？」と問いかける毎日を生きるようになれば、あなたの毎日はどんどん好転していくことでしょう。


夢や目標を毎日見返す「3秒習慣」のワークを、ぜひ行ってみてください。

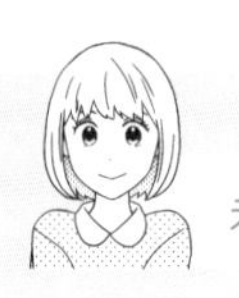

未来のイメージ 実践ワーク

夢と目標を「3秒」で見返してみよう

ワークページには、あなた自身の思いが、あなた自身の文字で綴られています。1日の始まりに夢と目標を目にして「自分はどんなふうに生きるのか？」を確認することで、あなたの人生はどんどん変わっていきます。さあ、毎朝ワークページを開きましょう。

①朝起きてすぐ、家を出る前、会社に入る前などに、この本の138～139ページ、142～143ページ、144～145ページを開き、あなたの夢、長期目標、短期目標を目にする習慣をつけましょう。そして、あなたの心をワクワクさせて1日をスタートさせましょう。

②毎朝見返す習慣ができたら、夜寝る前、仕事の休憩中など、目にする機会を増やしていきましょう。夢や目標を目にすればするほど、イヤな気持ちに悩まされない人に近づくスピードは加速していきます。

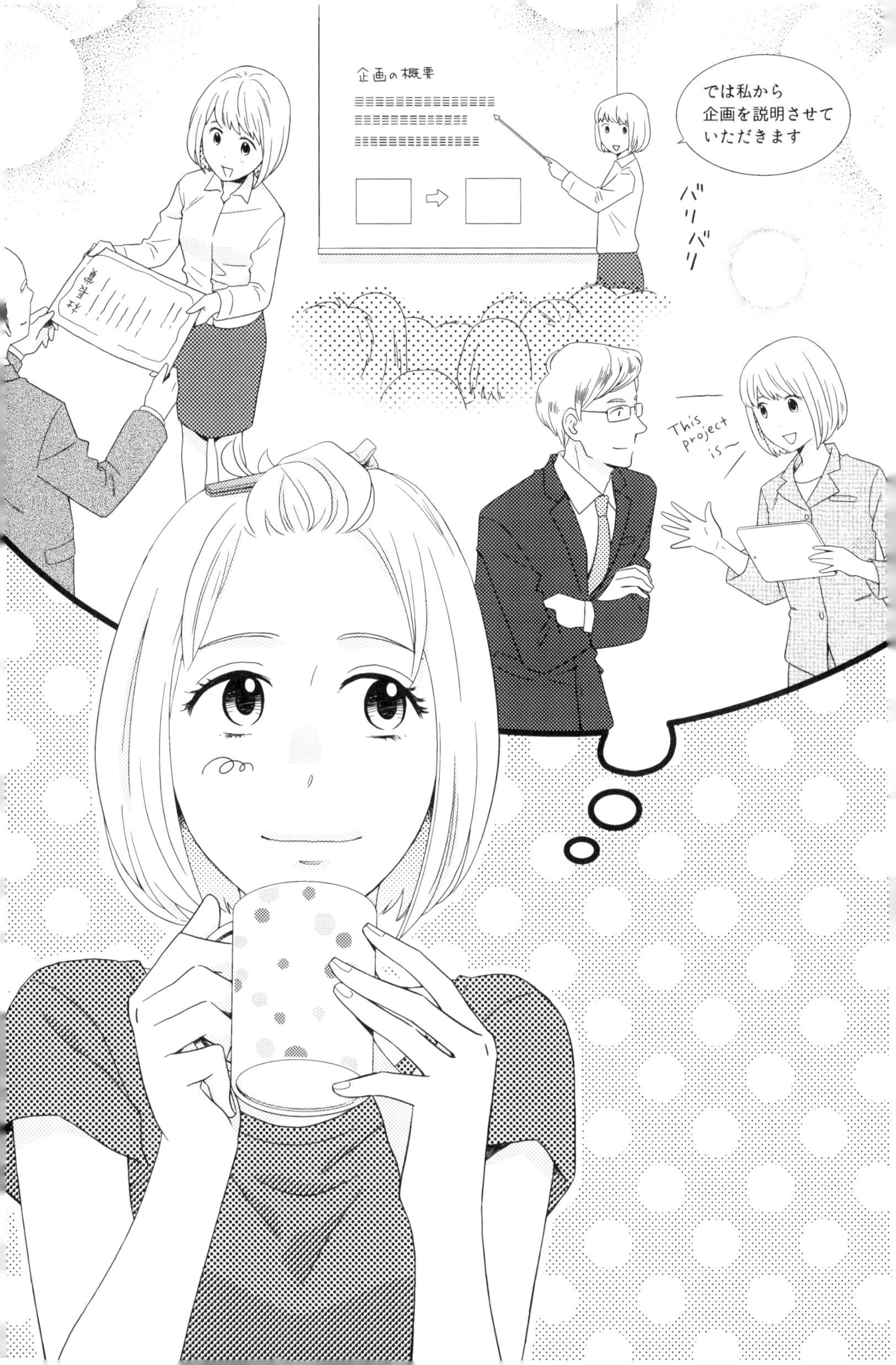
では私から
企画を説明させて
いただきます
バリバリ
企画の概要
This project is〜

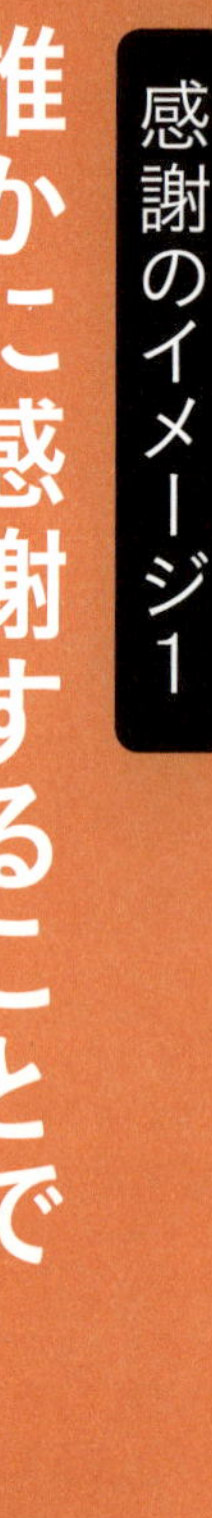

感謝のイメージ1

誰かに感謝することでいちばん大きな力を出す

人間は、どんなときに最高の力を発揮できるか、あなたは知っていますか？

それは**「他の誰かに心から喜んでもらいたい」**と思ったときです。

いつも地方予選1回戦負けの高校野球部が、部室に「甲子園」と書いて貼ったところで奇跡は起きません。なぜなら、過去の失敗体験が記憶データとして蓄積されているからです。

けれども、そんな高校球児でも「甲子園出場を決め、家族や同級生や商店街の人たちが喜んでいる様子」を思い描くと、脳は強烈なプラス感情を出すのです。自分以外の誰かを喜ばせる幸せを追求していると、自分の苦労は気にならなくなります。

これは、誰かの幸せを思うことで根気が芽生え、幾度の失敗も乗り越える勇気を与えてくれるからです。

「奇跡」と呼ばれるような劇的な出来事は、「他の誰かに心から喜んでもらいたい」と思ったときに生まれるのです。

例えば、重そうな買い物袋を持って歩いているおばあさんがいるとします。声をかけると「1キロ先の自宅まで持って帰る」と言います。

あなたは、それを持って家まで行ってあげることにしましたが、お米なども入っているので想像以上に重かったとします。

でも、「おばあさんにこれを持たせるのは、かわいそう」と感じ、あなたは自宅まで運んであげます。

おばあさんに「ありがとう」と言われた後、あなたは思うのではないでしょうか？「重かったなあ。自分のための買い物だったら、とてもじゃないけど、あの重い荷物を1キロも持ち歩けなかったな」と。

こういった経験が、誰でも何かしらあるはずです。

「親友に喜んでもらいたくてサプライズパーティーを開催して、たくさんの人に集まってもらった」「家族や先生の応援がうれしくて受験勉強を頑張ったら、第一志望に合格できた」「いつもお世話になっている先輩が風邪を引いて休んだので、先輩の分までカバーしようと気合いを入れたら、普段の2倍以上のスピードで仕事ができた」といった成果は、「他の誰かに心から喜んでもらいたい」と思う力が生んでいるのです。

この「他の誰かに心から喜んでもらいたい」と思う気持ちの出発点には、「ありがとう」という感謝の気持ちがあります。

周りの人たちに「ありがとう」と思えば思うほど、その人たちから自分がたくさんのものをもらっていると気づけます。

そして、「その人たちに対して自分ができることは何だろうか？」と考えるようになり、使命感が生まれます。

私たちは、成功するためのエネルギーのレベルを、5段階で捉えています（154ページ図）。その最上位にあるのが、「感謝・使命感のエネルギー」です。

「ありがとう」という感謝の気持ちを胸に、「他の誰かに心から喜んでもらいたい」と思う気持ちで、使命感を持って行動を積み重ねていけば、誰でも必ず成功することができます。

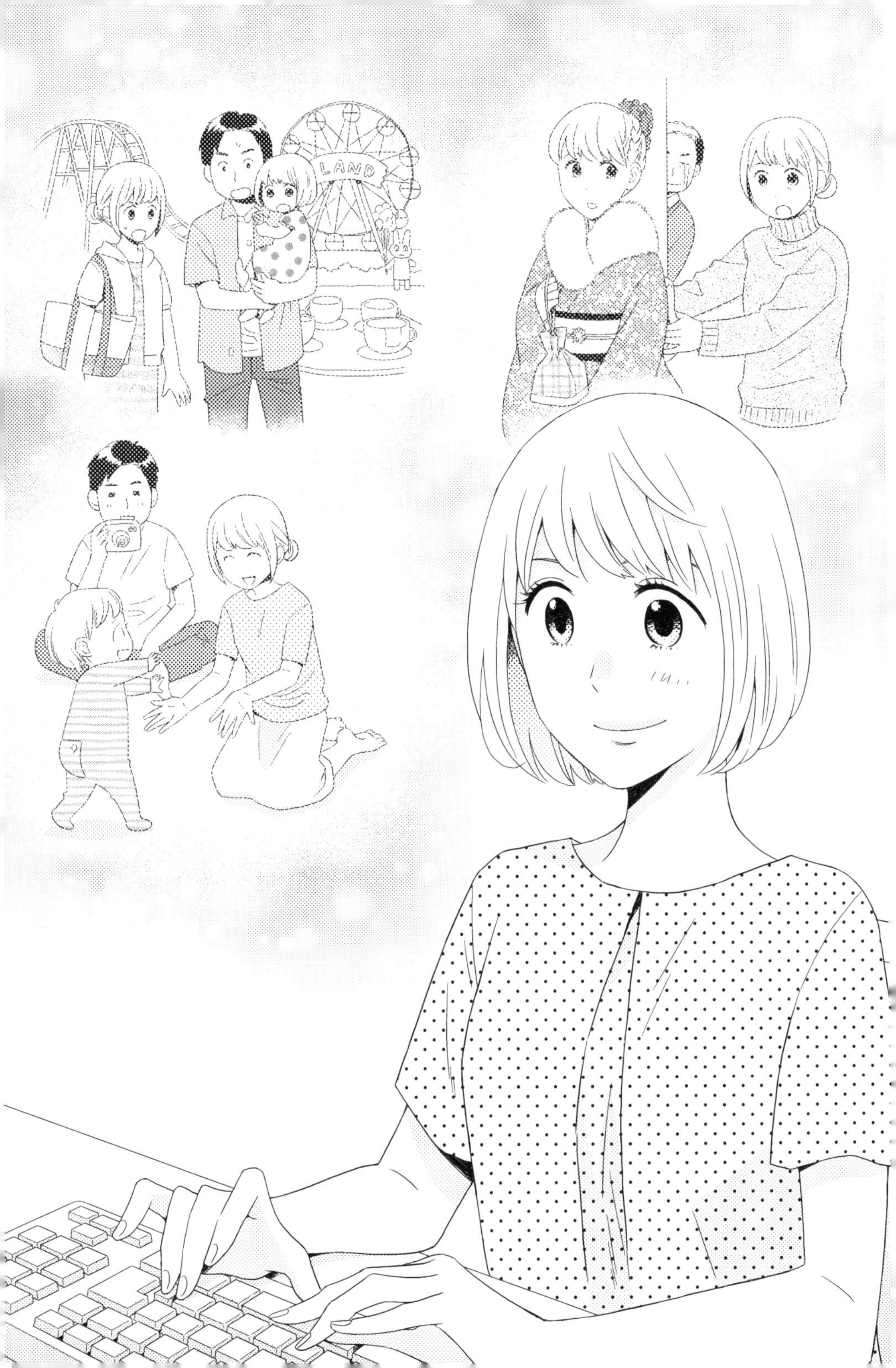
LAND

成功するためのエネルギーレベル

❺ 感謝・使命感のエネルギー

願望や自我の欲求を克服し、自分以外のものを意識したエネルギー。社会や他人のために、あるいは理想的な自分に近づくための使命感から発生される。

❹ 悔しさ・意地のエネルギー

願望を抱いているものの、それが達成できないための欲求不満のエネルギー。自我の欲求が満たされない、自分に対する内発的なエネルギー。

❸ 願望・自我のエネルギー

「ああなりたい」「こうしてみたい」という個人的な願望から発生する、自我を満足させたいという欲求のエネルギー。

② 好き・得意のエネルギー

仕事や学問など、自分が関わっていることが好きで得意であるという気持ちからわいてくるエネルギー。

① 不満のエネルギー

今の環境や親、会社の人間など、自分以外のものに対する不満でいっぱいで、それらに反発する形で発散される外発的なエネルギー。

感謝するのは、人だけではありません。

今の仕事に対して、お金に対して、健康に対して……あなたを取り巻くさまざまなことに対して、まず感謝をするとよいでしょう。

誰に対しても、何に対しても、「ありがとう」と思い、「ありがとう」と言う。

それを心がけるだけで「イヤな気持ちに振り回される毎日」などというレベルとはほど遠い世界で、あなたは毎日を生きることができるのです。それほど「感謝」は、強烈な力を持っているのです。

第2章の74ページで、私は「謙遜する必要はありません」とお話ししましたが、何かほめられたら謙遜するのではなく、「ありがとうございます」と伝えればいいのです。

感謝のイメージ準備ワーク1

両親、家族、友人、仕事、お金への感謝の気持ちを書き出してみよう

①両親に対しての感謝の気持ちを書き出してみましょう。

②家族に対しての感謝の気持ちを書き出してみましょう。

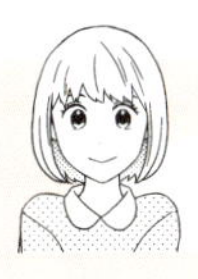

③友人に対しての感謝の気持ちを書き出してみましょう。

④仕事に対しての感謝の気持ちを書き出してみましょう。

⑤お金に対しての感謝の気持ちを書き出してみましょう。

感謝のイメージ2

逆境を乗り越える力になるいちばんの応援者をつくる

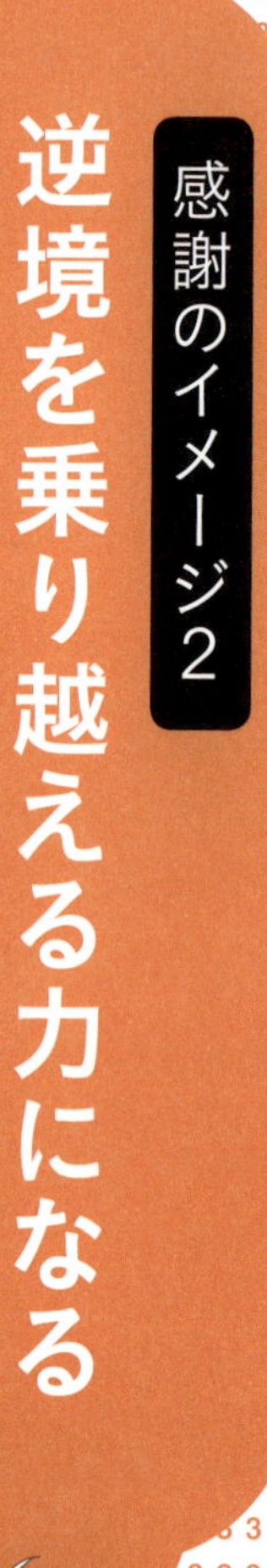

何か物事に向かって進んでいく中には、さまざまな困難や、大きな壁が待ち受けていることでしょう。

けれどもそんなとき、その困難や壁をイヤなもの、避けるものと受け止めず、乗り越えるものと思えれば、あなたはイヤな気持ちに振り回されることはなくなります。

そして、**乗り越える勇気や力をあなたに与えてくれるのが、サポーターの存在です。**

サポーターという言葉は、聞いたことがあると思います。サポートとは、「支える」という意味です。Jリーグでサポーターと言えば、熱烈にそのチームを応援し、支えてくれる存在のことを指しています。彼らの熱い思いが、選手たちの最高のプレーを引き出しています。

つまり、あなたも、Jリーグのサポーターのような存在を設定してみるのです。

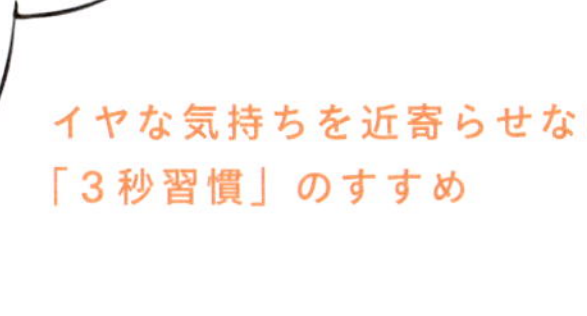

それが「No.1サポーター」です。

「未来のイメージ」の中で、あなたは夢と目標を書き出しました。その夢や目標を達成することで、あなたは誰にいちばん喜んでもらいたいですか？

家族でもいいでしょう。親友でもいいでしょう。学生時代の恩師でもいいでしょう。

「あの人が喜んでくれたら最高だ」という人を決め、次ページの「No.1サポーター」のシートを完成させてください。

亡くなった祖父母や、歴史上の人物を「No.1サポーター」に設定する人もいます。あなたの気持ちが引き締まり、「絶対に頑張るぞ」と思えるのなら、もちろんOKです。**乗り越える勇気や力を、あなたにいちばん与えてくれる人を選んでください。**

こうして、支えてくれる存在に感謝しながら毎日を生きていくと、今まであなたにイヤな気持ちを与えていた出来事が、逆にあなたにとってチャンスだと思えるようになります。そしてあなたは、いつの間にか、イヤな気持ちを抱かない人になっていくのです。

「№1サポーター」のシートをつくってみよう

これは、あなたがいちばん応援してもらいたい人に「必ず喜んでもらう！」と宣言して、力に変えるシートです。紙に以下の要領でつくってみてください。

①いちばん上の「№1サポーター」の欄に、「乗り越える勇気や力を、あなたにいちばん与えてくれる人」の名前を書きましょう。家族、親友、学生時代の恩師……誰の名前が思い浮かびますか？　そして、名前欄の下にあるスペースには、サポーターの写真を貼ります。笑顔で手を振っている写真など、できるだけあなたに力をくれる1枚を選ぶとよいでしょう。もしも写真がなければ、代わりに絵を描きましょう。

②「№1サポーターから私へのメッセージ・エール」の欄には、「体に気をつけてくださいね。ずっとずっと幸せな家族でいましょうね。いつもありがとう」など、あなたがサポーターに言ってもらいたい言葉を書き込みます。あなたは、サポーターからどんな言葉をかけてもらいたいですか？

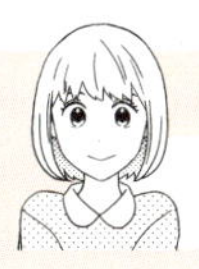

感謝のイメージ　準備ワーク2

No.1サポーター

No.1 サポーター

イメージ

No.1サポーターから私へのメッセージ・エール

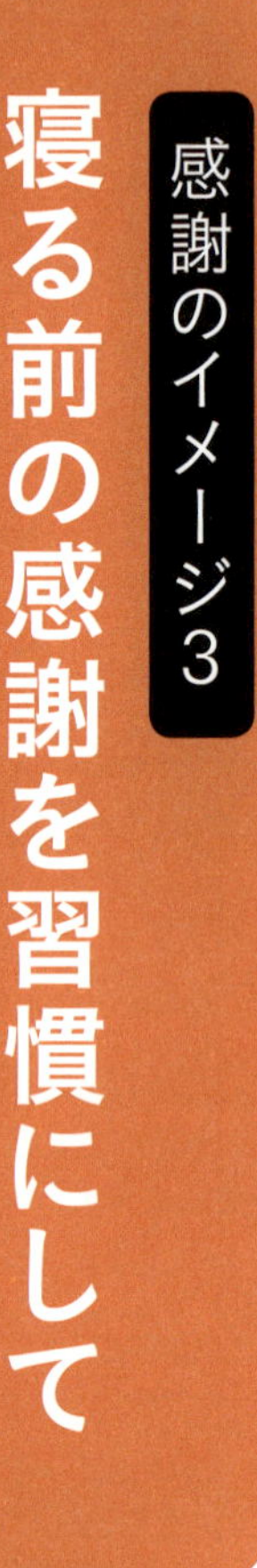

感謝のイメージ3

寝る前の感謝を習慣にして人生ですごい力を発揮する

ワークシートに両親、家族、友人、仕事、お金への感謝の気持ち、№1サポーターへの感謝の気持ちを書き込んだことで、あなたの感謝の気持ちは、より広く、より深くなったのではないかと思います。

その感謝の思いを、ぜひ大切にしてください。そこに書き込まれた人は、苦しいときにあなたを支えてくれる人であり、あなたの成長を心から喜んでくれる人であり、あなたが心から喜ばせたい人です。あなたの人生は、その人たちを抜きにしては語れません。

感謝の思いは、あなたの力を引き出してくれます。人がもっとも素晴らしい力を発揮するのは、自分のためではなく、人のために頑張るときです。なぜなら脳は、「大切な人たちを心から喜ばせよう」と判断し、最高のパフォーマンスをしようとするからです。

そのために大切なのは、あなた自身が書き出した感謝の思いを毎日見返すことです。感謝の思いで心を満たし、自分自身を感動させることです。

ちなみに、これを行うのに最適な時間帯があります。

それは、寝る直前の10分間です。

なぜなら、脳には「1日の最後を強く記憶する」という特徴があるからです。特に寝る直前の10分間の感情を強く記憶し、睡眠中に何度もその感情を再生するのです。

脳は、私たちが無意識のうちに、1日約7万〜8万回も感情を抱いていると言われています。8時間睡眠の人は、睡眠中、実に2万回以上も同じ感情を再生することになります。

ということは、1日の終わりにワクワクする夢や目標を目にして眠りにつけば、あなたは寝ている間中、脳はワクワクした感情を再生してくれます。とても効率的だと思いませんか？

ちなみに、眠る前に、その日に起きたマイナスの出来事を振り返るのは最悪の行為です。そのイヤな気持ちは、寝ている間中、何万回も再生され、悪夢のようにあなたを苦しめることになるからです。

つまり、眠る前の10分間は、私たちの人生を大きく分ける非常に重要な時間なのです。このようなことから、私たちは就寝直前のこの10分間を「脳のゴールデンタイム」と呼んでいます。

感謝をすることで、あなたの脳のアーモンドに、穏やかで、心地良い、つながり感のあるイメージを送り込みましょう。その上で、あなたの大切な人たちが、あなたの行動によって喜んでくれているイメージを思い浮かべれば、あなたの心は最高に満たされるはずです。

眠る前の10分間のうちの、たった3秒。

これを、夢、目標を見返す時間に充てられたら、あなたの毎日は劇的に変わり、やがてあなたの人生が劇的に変わることでしょう。

感謝の思いを毎日見返す「3秒習慣」のワークを、ぜひ行ってみてください。

朝の「3秒習慣」で夢や目標をイメージし、夜の「3秒習慣」で感謝する——そんな毎日を過ごしていけば、あなたはもうイヤな気持ちに悩まされたり、振り回されることなどなくなります。

「3秒習慣」は、あなたの人生の土台や軸をつくる時間です。

ぜひ続けてみてください。

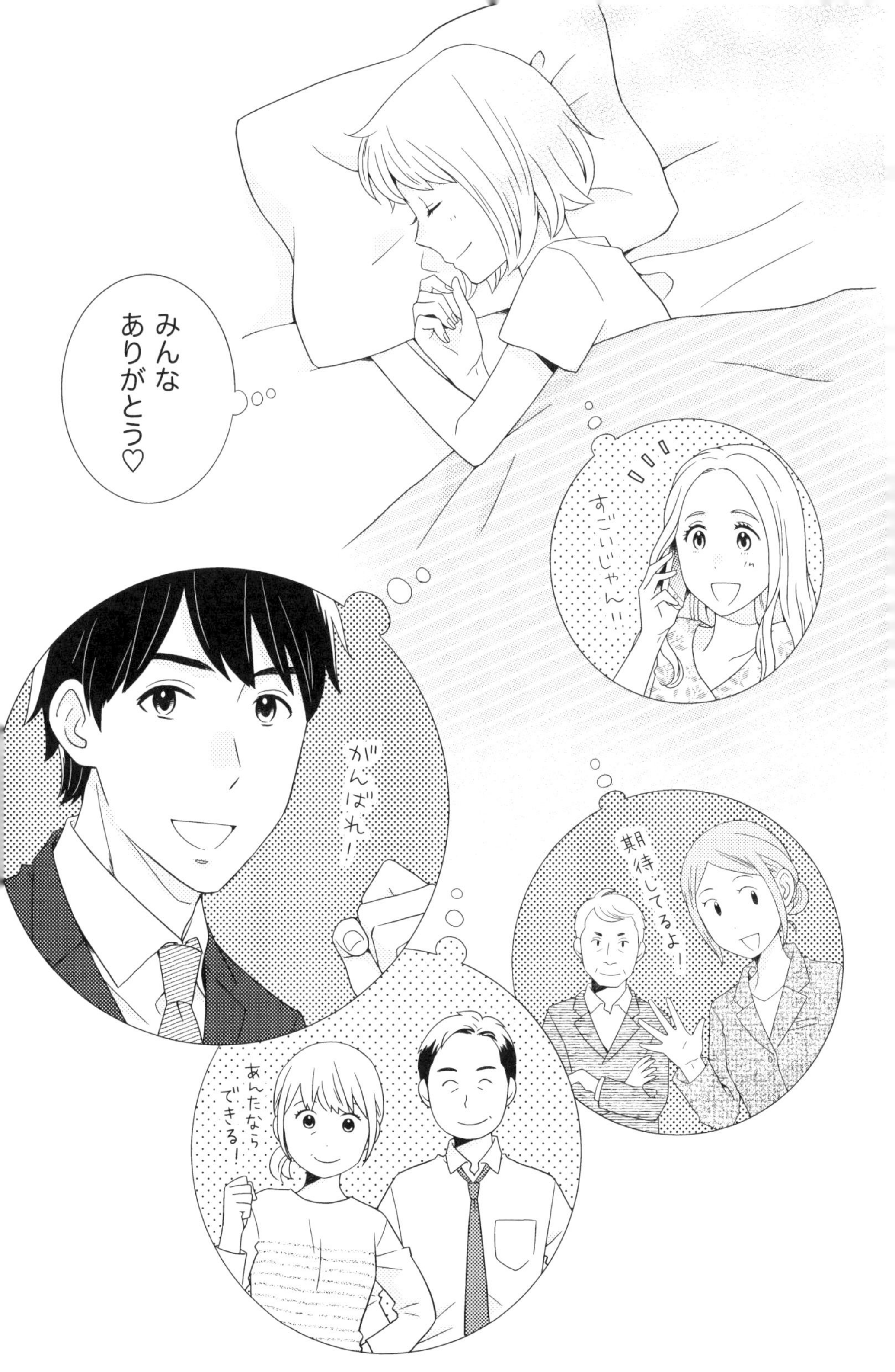
みんな
ありがとう♡
すごいじゃん!!
がんばれー!
期待してるよ!
あんたなら
できる!

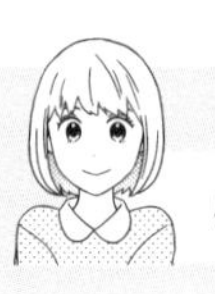

感謝のイメージ 実践ワーク

感謝とサポーターを「3秒」で見返してみよう

ワークページには、あなた自身の思いが、あなた自身の文字で綴られています。1日の終わりを感謝の気持ちで締めくくることで、あなたの人生は劇的に変わっていきます。「脳のゴールデンタイム」と呼ばれる、寝る直前の時間帯にワークページを開きましょう。

①夜寝る前に、この本の156～157ページ、160～161ページを開き、あなたの感謝の思い、サポーターの存在を目にする習慣をつけましょう。そして、あなたの心を温かく満たして1日を終えましょう。

②毎晩見返す習慣ができたら、朝起きてすぐ、仕事を始める前など、目にする機会を増やしていきましょう。感謝の思い、サポーターの存在を目にすればするほど、イヤな気持ちに悩まされない人に近づくスピードは加速していきます。

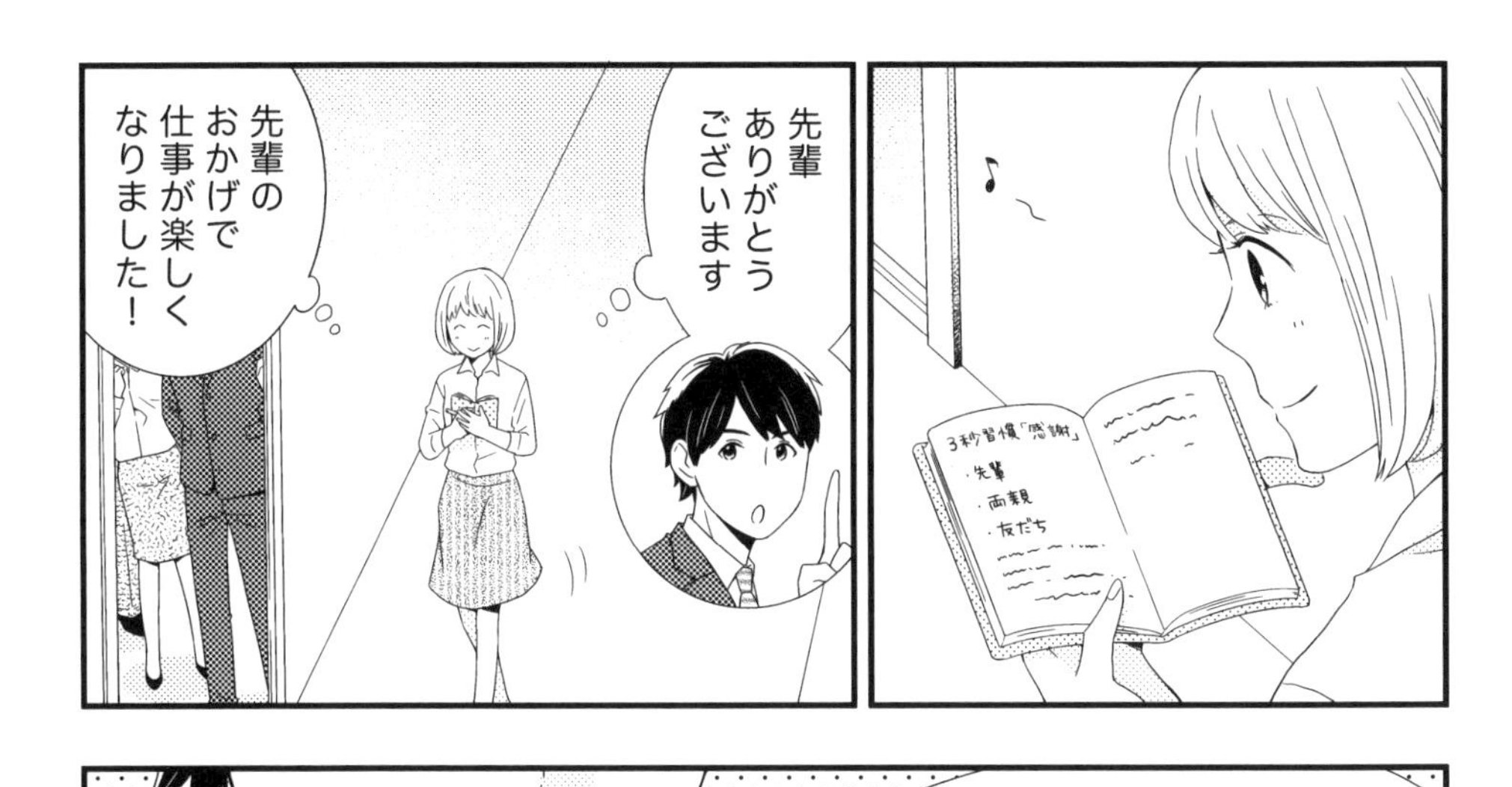
3秒習慣「感謝」
・先輩
・両親
・友だち
先輩ありがとうございます
先輩のおかげで仕事が楽しくなりました！

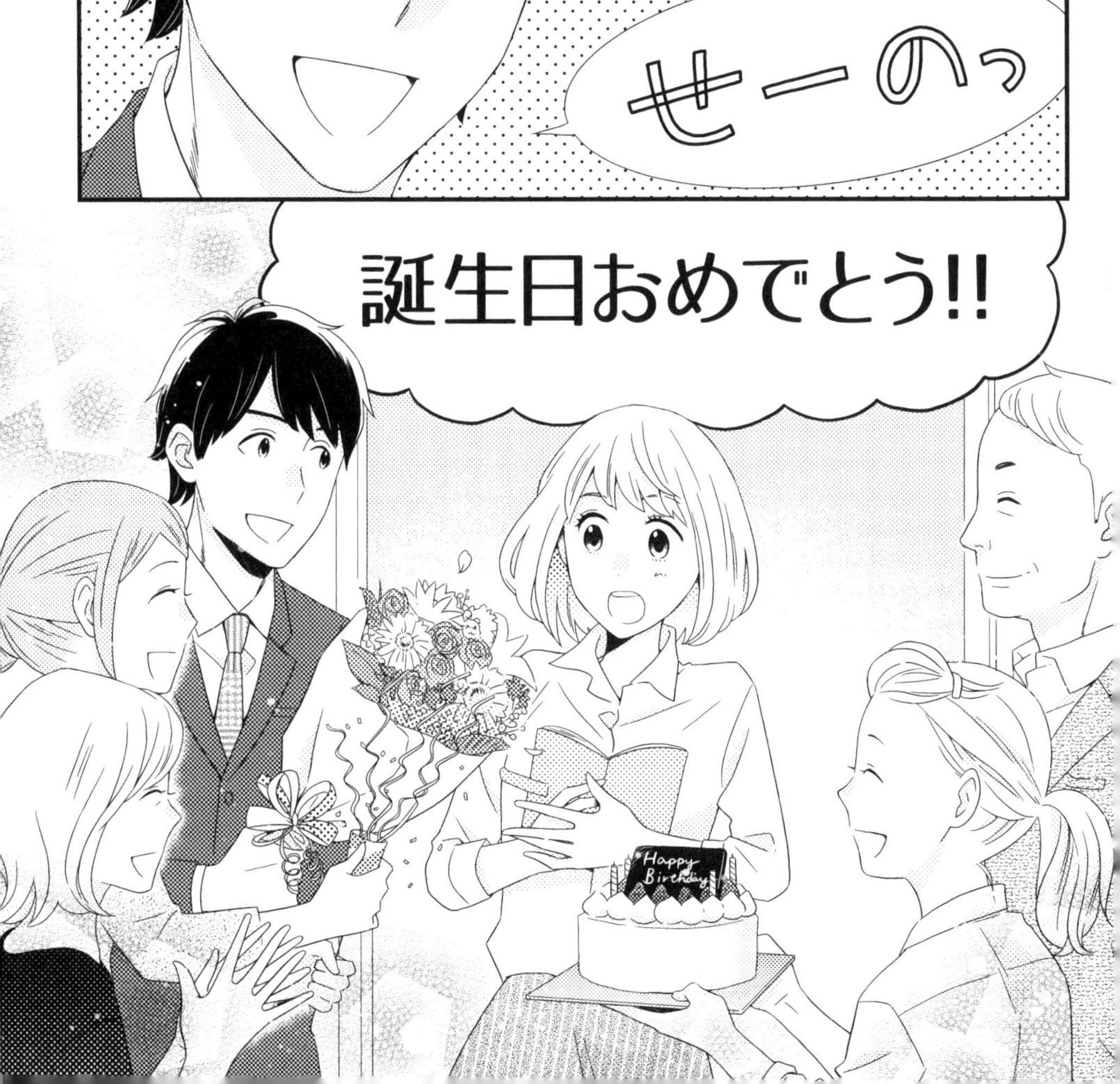
せーのっ
誕生日おめでとう!!
Happy Birthday

毎日の「3秒習慣」で新たな成長の日々が始まる

人間には大きな可能性があります。仕事を通じて、周りの人間関係を通じて、私たちは何歳になっても、どんな環境にあっても、必ず成長し、成功できると私は確信しています。メンタルトレーナーであり、目標達成ナビゲーターである私は、たくさんの人たちのたくさんの〝奇跡〟をこれまで何度も目にしてきました。

成長し、成功する人たちには、共通点があります。

それは、**「心が素晴らしい」**ということです。

どんなに才能があっても、どんなに技術があっても、心が素晴らしくなかったら、物事を続けることはできません。

そして、心が素晴らしくなかったら、周りの人たちから励まされたり、応援されたりすることもありません。

現状の力だけ、1人の力だけでやれることには限りがあります。心が素晴らしくなければ、私たちは素晴らしい人にはなれないのです。

では、素晴らしい人と、そうでない人との違いは何なのでしょうか？

私は「イヤな気持ちにどう向き合ってきたか、そしてこれからどう向き合っていくか」が、その違いを生んでいるのだと思っています。


あなたは、「3秒ルール」を学び、実践することで、イヤな気持ちに対する「対処法」を習得しました。

そして、「3秒習慣」を続けていくことは、イヤな気持ちに対する「予防法」の実践にあたります。


イヤな気持ちに振り回される、そんなつまらない日々は、もう終わりです。

新たな成長、成功に向けた日々が始まります。

さあ、1、2、3のリズムで、前へ進んでいきましょう。

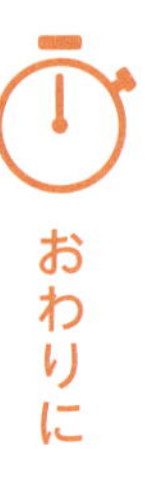

おわりに

私は、メンタルトレーナー、目標達成ナビゲーターとして、プロ野球選手やJリーガー、オリンピック出場選手などのトップアスリート、一部上場企業の経営者など、いわゆる〝超一流〟と呼ばれる方たちの指導にあたってきました。

そういった指導経験を積む中で、みなさんにぜひ伝えたいことが2つあります。

1つは**「人間がもともと持つ『能力』や『環境』は、大きな差を生まない。大きな差を生んでいるのは『脳の使い方』なのだ」**ということです。

これまで指導させていただき、第一線で活躍し続けるアスリートや経営者の中には、難病に冒された人、金銭的に苦労した青年時代を送ってきた人など、いわゆる世間で言うところのハンデやビハインドを抱えてスタートした人たちがたくさんいます。けれども、彼らはそういったことをハンデやビハインドと捉えていません。それどころか、「脳の使い方」を習得することで、それらを前進する力に変えています。

その一方で、圧倒的な能力や環境に恵まれながら活躍できない人もいます。なぜかと言えば、

「脳の使い方」を知らないからです。不平不満を感じる心そのままに、毎日を生きてしまっているからです。

そして、もう1つは**「超一流の人たちの脳と、我々の脳の基本性能はまったく同じである。ただ1点、『使い方』が違うだけ。だとしたら、『使い方』さえわかれば、誰もが超一流になれるということ」**です。

オリンピックの金メダル選手や、メジャーリーガーや、一部上場企業のオーナーが特別なのではありません。彼らは、この本に書かれている方法を学び、日々実践しているだけなのです。

内容は、とてもシンプルです。

・イヤな気持ちになりそうになったら瞬時に消す
・「未来のイメージ」を育てる
・「感謝のイメージ」を育てる

たったこれだけのことを習慣化するだけで、あなたは超一流の人たちとまったく同じ脳を手に入れられるのです。

この本が、ビジネスパーソン、アスリート、学生など、さまざまな職業、年代の人たちの手に届くことを期待しています。

著者略歴

西田一見 Hatsumi Nishida

メンタルトレーナー&目標達成ナビゲーター
株式会社サンリ 代表取締役社長

1973年生まれ。サンリ能力開発研究所にて大脳生理学と心理学に基づく科学的なメンタルトレーニングの研究をはじめ、脳の機能にアプローチする画期的な潜在能力開発プログラム「SBT(スーパーブレイントレーニング)理論」を指導。

さまざまな心理分析データから夢・目標達成をサポートする「目標達成ナビゲーター」として、講演・講習などですでに28万人以上の指導実績を持つ。

ビジネスパーソンへの個人指導をはじめ、Jリーガー、プロ野球選手、プロゴルファーなど、トップアスリートのメンタルトレーニングにもあたっている。小中高生を対象とした目標達成のための受験指導でも高い評価を受けている。

近年では上場企業をはじめとした企業の社員教育にも力を注ぎ、「社員のやる気が根本から変わり、組織が急激に伸びていく」と講演依頼も多数。

『笑っていいとも!』(フジテレビ系列)、『たけしのニッポンのミカタ!』(テレビ東京系列)のテレビでも取り上げられ、話題となる。『anan』(マガジンハウス)、『BIGtomorrow』(青春出版社)、『プレジデントファミリー』(プレジデント社)、『美的』(小学館)、『FYTTE』(学研パブリッシング)などの雑誌への寄稿も多数。

主な著書に、ベストセラー『成功する人は、なぜジャンケンが強いのか』(青春出版社)、『いやな上司はスタバに誘え!』(ビジネス社)、『脳だま勉強法』(イーストプレス)、『痩せるNo.1理論』『ビジネスNo.1理論』『脳から変えるNo.1社員教育』(現代書林)などがある。

西田一見 公式ウェブサイト http://nishida-hatsumi.com/
西田一見 フェイスブック https://www.facebook.com/nishidahatsumi
株式会社サンリ ウェブサイト http://www.sanri.co.jp/

イヤな気持ちは3秒で消せる!

2015年 11月30日 初版第1刷
2015年 12月11日 第3刷

著　者 ―― 西田一見
発行者 ―― 坂本桂一
発行所 ―― 現代書林
〒162-0053 東京都新宿区原町3-61 桂ビル
TEL／代表 03(3205)8384
振替00140-7-42905
http://www.gendaishorin.co.jp/

デザイン ―― 吉崎広明（ベルソグラフィック）
イラスト ―― サノマリナ
図　版 ―― 株式会社ウエイド
編集協力 ―― 高橋淳二（有限会社ジェット）

印刷·製本　広研印刷㈱
定価はカバーに表示してあります。
万一、落丁·乱丁のある場合は購入書店名を明記の上、小社営業部までお送りください。送料は小社負担でお取り替え致します。
この本に関するご意見·ご感想をメールでお寄せいただく場合は、info@gendaishorin.co.jp まで。

ISBN978-4-7745-1542-7 C0030

よ～し！やる三 ～成長日記～

出路雅明＆HFおてっ隊 著
GEN 画

定価
本体1400円＋税

これは、マンガのビジネス書です。主人公の20歳のフリーターが、仕事を通じて学びながら、どんどん成長し、劇的に変化していく――笑いあり！涙あり！の感動物語。仕事の悩みの答えは、全部この本に書いてあります。

非常識な読書のすすめ

清水克衛 著

定価
本体1400円＋税

新しい時代の波に乗る「生き方」は、すべて「読書」が教えてくれる！　人生、働き方、恋愛、仲間……自分らしく生きるために役立つ「本の読み方・選び方」を30の項目で伝授。特に20代におススメの1冊です。

DVD付き

最も大切なボランティアは、自分自身が一生懸命に生きること

池間哲郎 著

定価
本体1600円＋税

20年以上にわたり国際ボランティア活動をしている著者が、アジア貧困地域で懸命に生きる子どもたちの現実を伝えます。ボランティアの本当の意味をぜひ感じ取ってください。付録のＤＶＤ映像も必見です。

一流を育てる 秋山木工の「職人心得」

秋山利輝 著

定価
本体1200円＋税

テレビ・雑誌などメディアでも話題！　「人が育たない」と悩む経営者、チームリーダー必読。秋山木工の「人づくりの基本」がこの三十箇条に凝縮されています。稲盛和夫氏（京セラ創業者、盛和塾塾長）推薦！

選ばれる理由

武井則夫 著

定価
本体1400円＋税

中小企業の価値を見出すコンサルタントである武井氏は、商品を買う「理由」があれば、高くても売れると分析。本書は、その「選ばれる理由」のつくり方、伝え方、仕組みにする方法を実践的に紹介した、必ず役立つ本です。

チャンスの神様と出会う方法

村川智博 著

定価
本体1400円＋税

創業10数年で、売上33億円、社員２００名！　超人見知りで落ちこぼれだった著者が、「チャンスの神様」と出会うことで大成長できた、その方法を伝授します。何かを成し遂げたい人、必読です！［解説：西田文郎］

困った新人を輝く新人に変える「意識カード」

富永厚司 著

定価
本体1400円＋税

離職率が高い美容業界で、新人がどんどん育ち、高収益サロン経営で注目されている著者が編み出した、シンプルで効果抜群の育成ツール「意識カード」。新人教育に悩む経営者、上司必読です！　［解説：西田文郎］

DVDブック

植松努の特別講演会

きみならできる！「夢」は僕らのロケットエンジン

植松 努

価格
本体4000円＋税

西田文郎先生、清水克衛氏、出路雅明氏をはじめ、数多くの経営者が大絶賛!!　輝きを支えれば人は大きく育つ！「日本一感動的な講演」との呼び声高い、植松努さんの講演がＤＶＤブックとなってついに登場！